Bai Lin
in Zusammenarbeit mit Peter Petzl

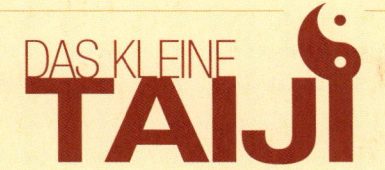

DAS KLEINE TAIJI

Der sanfte Weg zu
Gesundheit und Lebensfreude

NP

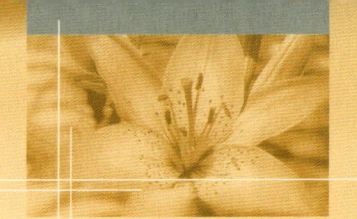

INHALTSVERZEICHNIS

Vorwort	Herbert Fechter	5
Zum Geleit	Bai Lin	7
Einführung	Peter Petzl	9
Teil 1	**Taiji Quan – der sanfte Weg zu sich selbst**	11
	Taiji Quan oder Tai Chi Chuan …?	11
	Das Einmaleins heißt Zweimalneun	13
	Neun universelle Prinzipien des Taiji	13
	Neun Regeln zur richtigen Körperhaltung	15
	Die richtige Atmung	15
	Klassische Fehler	17
	Auf den Punkt gebracht	19
Teil 2	**Das „Kleine Taiji"**	21
	Wie alles begann …	21
	Die drei Vorteile des „Kleinen Taiji"	21
	Sich regen bringt Segen	22
	Guck mal, wer da klopft …	23
	Hol dir dein „Qi"	26
Sidestep	**Was tun bei einem Energieproblem?**	27
	Energieüberschuss	27
	Energiemangel	27
	Aufwärmübung für Menschen mit Gelenksproblemen	28
	„Die Schildkröte im Nacken"	28
	Kein Kreuz mehr mit dem Kreuz oder	
	„Der große Elefant kreist mit der Hüfte"	30
	Bedanke dich bei deinem Knie und beschenk' das Fußgelenk	32
	Trockene Haarwäsche	33
„Das Kleine Taiji"	Übungszyklus in sechs Modulen	35-48

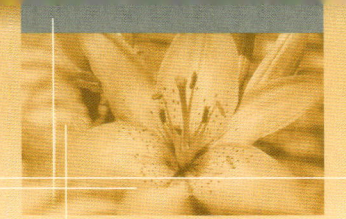

INHALTSVERZEICHNIS

Teil 3	**Taiji – Wie es war und wie es ist**	49
	Wie Yin & Yang wirklich zueinander stehen	49
	Die wichtigsten Stile	51
	Das kann Taiji Quan bewirken	51
	Rundum gesund	53
	Ein gerader Rücken sorgt für Entzücken	53
	Verteidigung wie von selbst	55
	Nachgeben und dennoch verwurzelt sein	55
	Das „Qi" (Lebenskraft)	57
	Taiji Quan und die Meditation	57
	Das Geheimnis des Lebens	59
Teil 4	**Gesund und lebensfroh**	61
	Taiji Quan und die Lebensfreude	61
	Schwung geben und nehmen	61
	Ein Lächeln für das Glück	61
	Wie man sich selbst das Gesundsein leicht macht	63
	Bin ich ein Yin- oder ein Yang-Typ?	69
	Essen – aber richtig!	71
Sidestep	**Plädoyer für die Niere**	73
Sidestep	**Lebenselixier Suppe**	75
	Der Grippekiller	75
	Der Hustenkiller	75
	Lasst uns ein Glas Wasser trinken	75
Bai Lin erzählt	**So gelangte Taiji nach Europa:**	
	Die Geschichte der Familie Bai im Westen	77
	Der Weiße Edelstein	77
	Saubere Sache	77
	Transsibirien-Express	77
	Erfolg am seidenen Band …	77
	Nur nicht verzetteln …	79
	Der sanfte Weg	79
Nachwort	**Bai Xiufeng**	81
	Sachregister	82
	Impressum	84

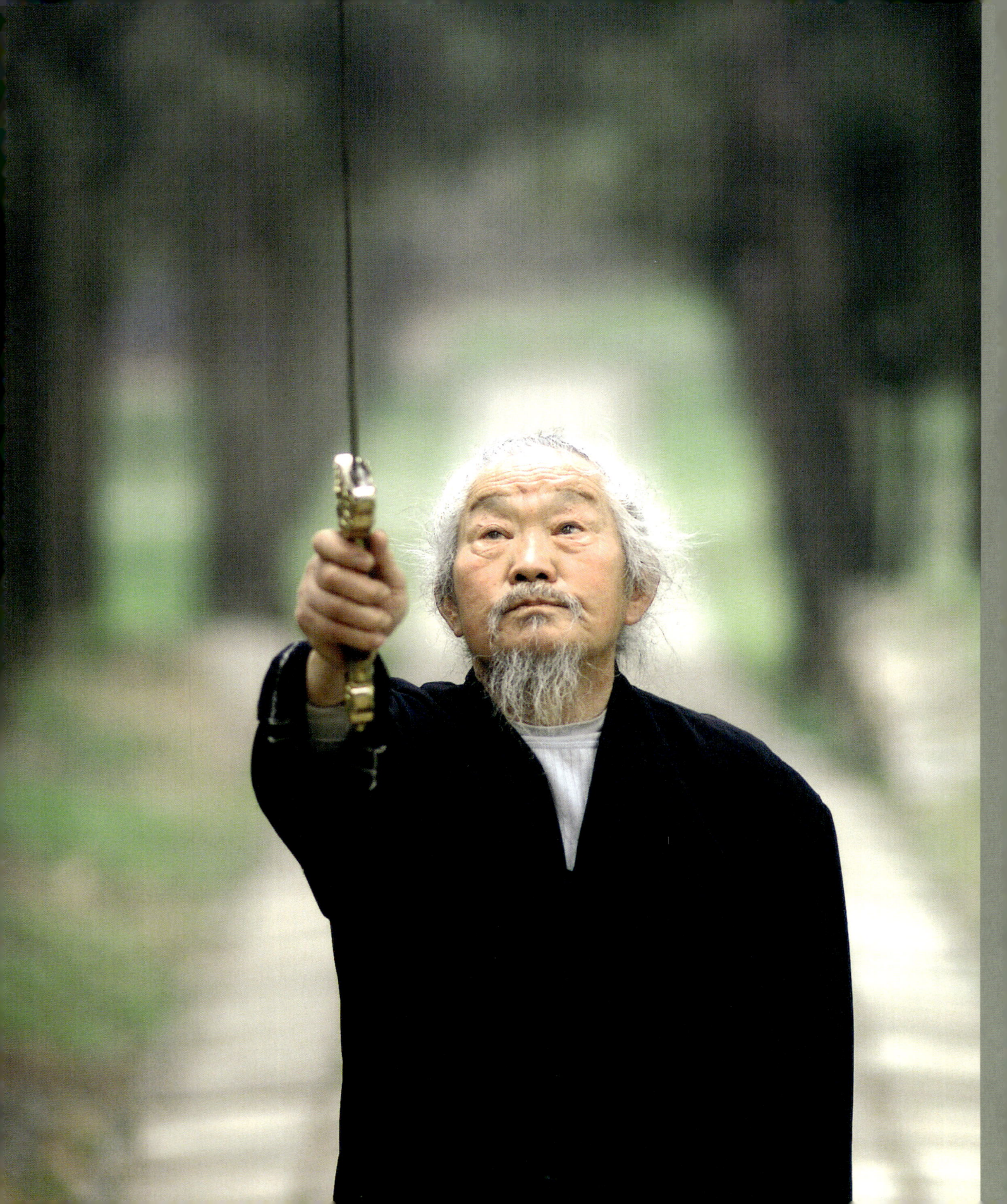

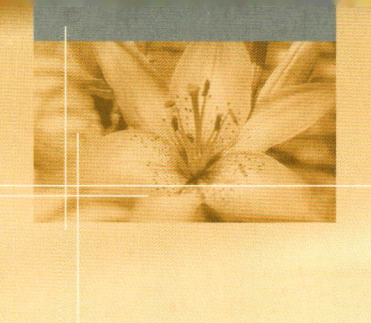

Vorwort – Herbert Fechter

Immer wieder habe ich auf meinen zahlreichen China-Reisen Menschen Taiji praktizieren gesehen: Manager im Anzug, die an der Bushaltestelle warten, Kinder vor der Schule, Frauen im Park – zu jeder Tageszeit und an den verschiedensten Orten, unabhängig von äußeren Einflüssen gaben sich die Menschen den sanften Bewegungen hin. Scheinbar entrückt, übten sie ihre kompliziert wirkenden, aber doch so selbstverständlich gesetzten Schrittfolgen und Armbewegungen, ohne bei ihrer Umwelt besonderes Aufsehen zu erregen.

Seit Jahren verspüre ich das Bedürfnis, der westlichen Welt dieses Geheimnis aus Chinas traditioneller Gesundheitslehre näher zu bringen. Doch erst als ich Bai Lin traf, jene Mittlerin zwischen fernöstlicher Philosophie, Weisheit und westlicher Erziehung, wusste ich, dass ich die wahre Botschafterin gefunden hatte. Die über zwei Jahrzehnte im Westen lebende und erzogene, perfekt vier Sprachen sprechende, schöne, junge Frau, die ein abgeschlossenes Medizinstudium mit der TCM-Lehre ihres weisen Vaters und der Erfahrung einer der ersten und größten Taiji-Schulen Europas verbindet, hat mich ermutigt, den ersten Schritt in Richtung Popularisierung von Taiji zu setzen.

Dieses Buch soll die einfache Methode von Bai Lin's „Kleinem Taiji" einer breiten Öffentlichkeit zugänglich machen. Die persönliche Einstellung von Bai Lin zu diesem Thema und ihr Lächeln sind für mich ein Garant, dass Taiji bald seinen Siegeszug durch die westliche Welt antreten wird.

人到无求品自高
事能知足心常乐

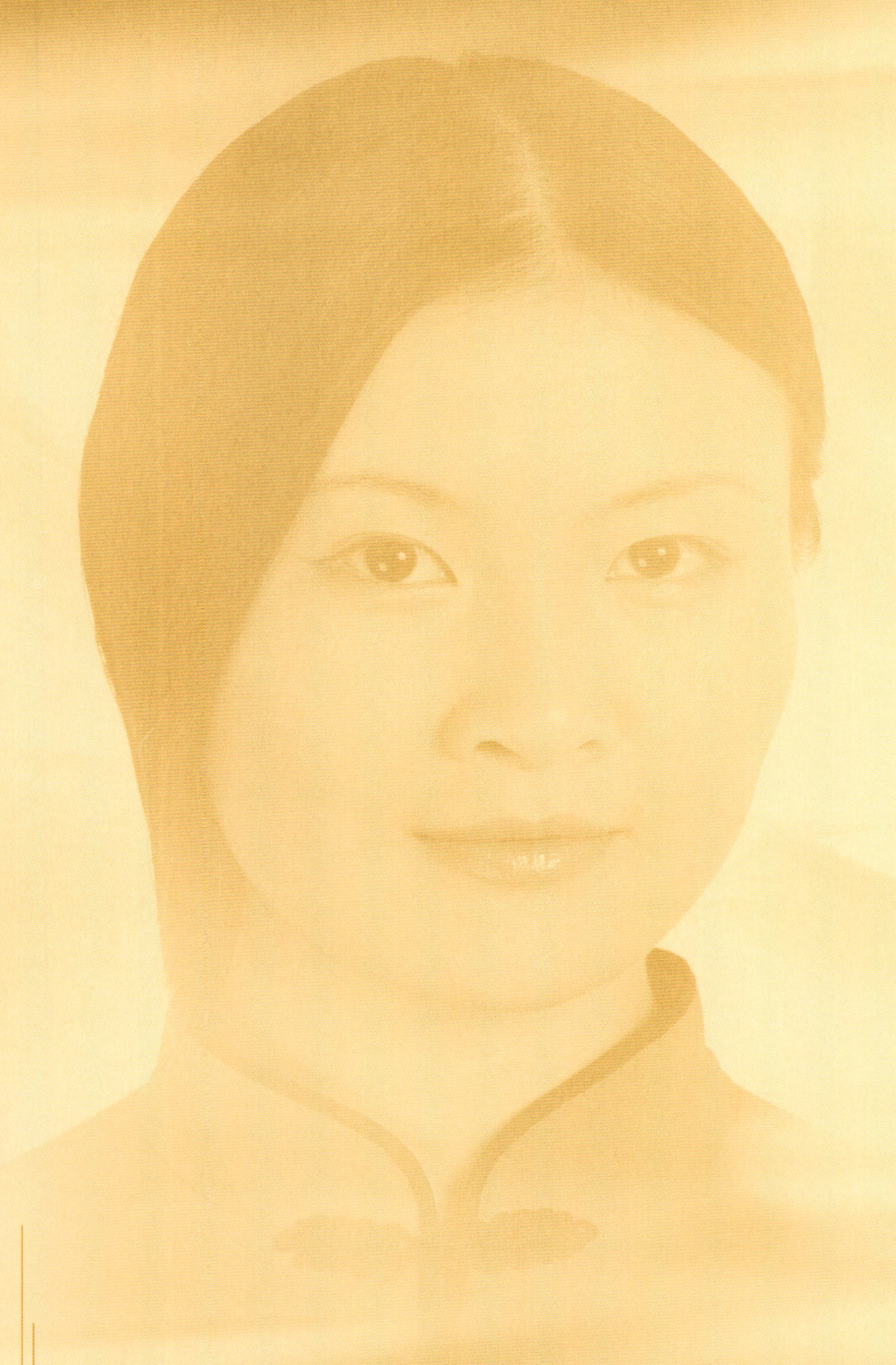

Zufriedenheit erfreut das Herz.
Wunschlosigkeit veredelt den Charakter.

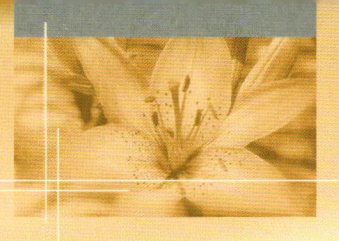

Zum Geleit – *Bai Lin*

Gesund und lebensfroh sein – das sind die zwei Grundlagen zum glücklichen Leben! Beides zu erlangen und zu behalten soll unser Ziel sein. Und es wird uns auch gelingen – mit regelmäßigem Taiji-Training.

Taiji wurde oft als reine Kampfbewegungsform missverstanden, viel mehr ist es aber ein wichtiger Teil der chinesischen Gesundheitslehre. Nach der Traditionellen Chinesischen Medizin (TCM) bleibt der Mensch nur dann vital, wenn das so genannte Qi (= Lebensenergie) harmonisch durch seinen Körper fließt. Beschwerden aller Arten, wie z. B. Gelenksschmerzen, Immunschwäche, psychische Probleme, entstehen durch Disharmonie der Lebensenergie. Nun sind wir aber täglich unterschiedlichen physischen und psychischen Belastungen ausgesetzt, durch die unser Qi beeinflusst wird. Bewusste Ernährung, Heilmittel und Massagen bringen zwar einen gewissen Ausgleich, aber noch wichtiger ist es, sein Qi aktiv zu stärken – und das gelingt nur durch Taiji.

Hunderttausende Menschen können nicht irren! Wer Taiji praktiziert, tut sich selbst nur Gutes. Gesundheit, Lebensfreude, aber auch Spannkraft und Körperbeherrschung – all das erreichen wir mit dem „Kleinen Taiji", das ich Ihnen in diesem Buch näher bringen will. Ich habe darin jahrhundertealtes Wissen aus der Taiji-Lehre und chinesischer Gesundheitslehre zusammengetragen und auf moderne westliche Bedürfnisse abgestimmt. Außerdem werden Sie auch eine Fülle von verblüffend einfach anzuwendenden Tipps aus dem chinesischen Wissensschatz finden, die es Ihnen erleichtern, gesund zu bleiben.

Neuartig ist auch die grafische Aufbereitung des Übungsteiles, der in dieser Form bisher noch in keinem Taiji-Buch angeboten wurde und das Erlernen komplexerer Bewegungen erleichtert.

Machen Sie mit, lassen Sie sich von der Übungsfolge des „Kleinen Taiji" begeistern. Denn Gesundheit muss nicht teuer sein. Und Lebensfreude beginnt mit einem Lächeln. Beides kommt von selbst – mit dem „Kleinen Taiji". Ich freue mich darauf, mit Ihnen gemeinsam den sanften Weg zu Gesundheit und Lebensfreude zu beschreiten.

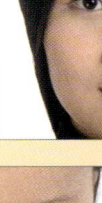

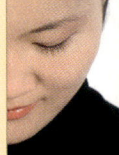

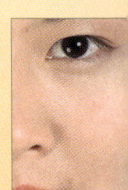

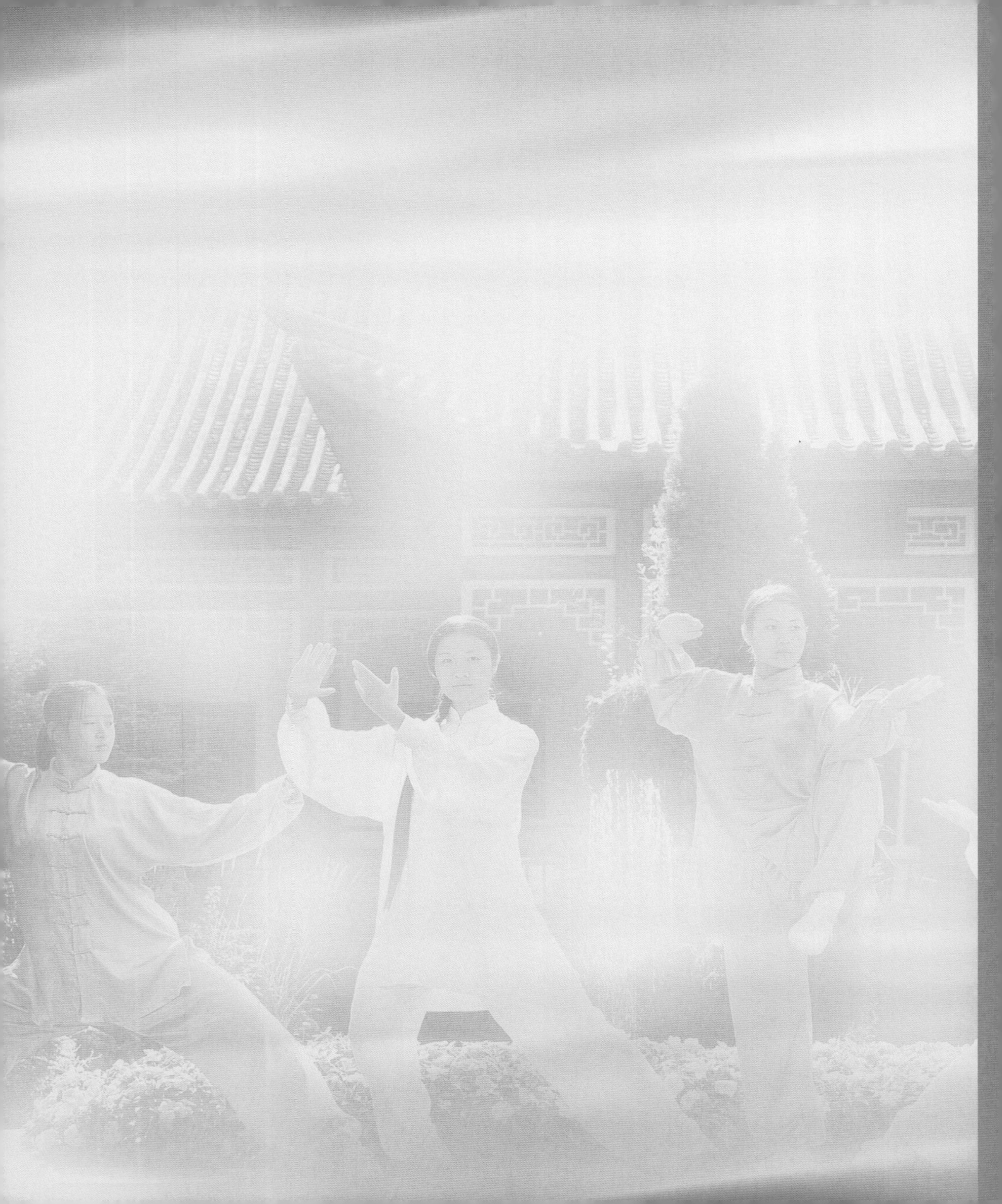

Einführung – Peter Petzl

Ruhig steht die junge Frau da, sie scheint den fernöstlichen Klängen aus dem unsichtbaren Lautsprecher zu lauschen. Sie trägt ein weich fallendes, traditionelles Gewand, auf dem sich ihr langer, schwarzer Zopf deutlich abzeichnet.

Sanft hebt sie die Arme. Langsam und unendlich grazil dreht sie sich zur Seite, der Rücken ist kerzengerade, der Kopf aufrecht, der Blick in die Ferne gerichtet, ein leises Lächeln umspielt ihre Lippen. Sie dreht sich, ihr Körper gleitet nach vor, jeder Teil ihres Körpers folgt genau im richtigen Maß, weich und fließend gehen die seltsam fremd und gleichzeitig so harmonisch wirkenden Bewegungen ineinander über.

Es ist, als ob sie sich unter Wasser befinden würde – wie gegen einen sanften, unsichtbaren Widerstand dreht sie die Arme, weicht zurück, gleitet wieder nach vor, stößt einen imaginären Gegner weg, geht in die Hocke, kommt hoch, um sofort wieder elegant eine andere Stellung einzunehmen. Eine Gruppe Schüler im Saal folgt synchron jeder ihrer Bewegungen zu den beruhigenden Klängen asiatischer Musik.

Was hier stattfindet, ist Taiji Quan – chinesisches Schattenboxen –, in Vollendung vorgeführt von einer jungen, attraktiven Asiatin. Und wer jetzt an Impressionen aus China denkt, hat weit gefehlt. Diese Taiji-Übungsfolge geschieht mitten im Herzen von Wien, Österreichs Hauptstadt.

Die junge Chinesin, die mit ihrer Taiji-Kunst Zuschauer und Schüler bezaubert, heißt Bai Lin. Sie ist Leiterin einer erfolgreichen Taiji-Schule in Wien, einer der ältesten in Europa. Deren Konzept so gut ist, dass nicht nur hunderte Schüler pro Woche die Kurse besuchen, sondern Bai Lin auch bereits zur Jungunternehmerin des Jahres gekürt wurde. Doch der Weg zum Erfolg dieser Frau war lang und abenteuerlich. Dazu mehr im Anhang.

Zuvor widmen wir uns dem „Kleinen Taiji", einer speziell auf westliche Bedürfnisse unserer Zeit abgestimmten Kurzform, die es Ihnen in kürzester Zeit ermöglicht, Ihrer Gesundheit und Seele dauerhaft Gutes zu tun.

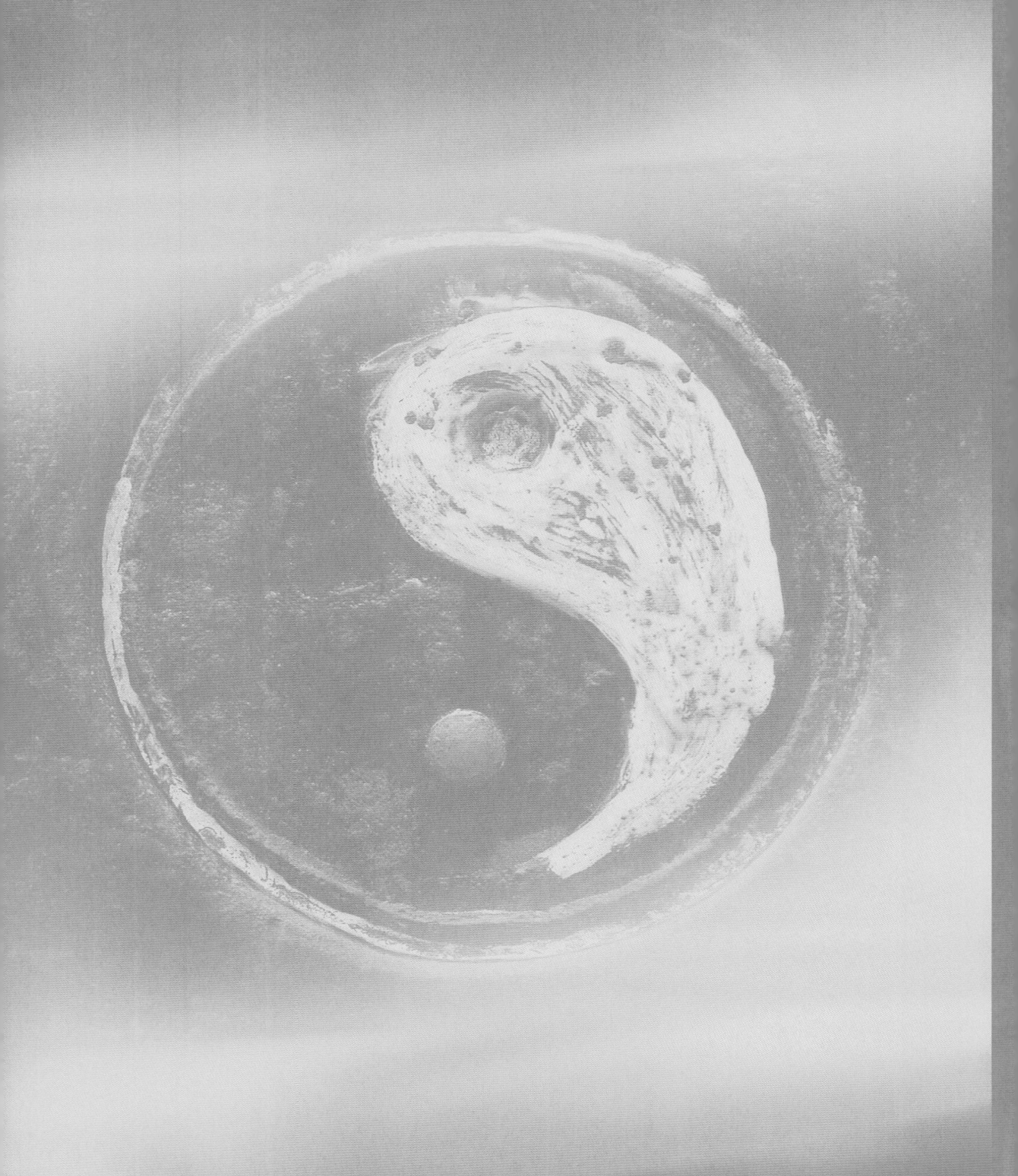

Teil 1 Taiji Quan – der sanfte Weg zu sich selbst

Taiji Quan ist ein traditionelles chinesisches System von Übungen, das auf der Philosophie des Tao, dem Yin und Yang, dem Zusammenspiel gegensätzlicher Kräfte, beruht. Charakteristisch sind seine fließenden, harmonischen Bewegungen, die wir langsam und entspannt ausführen. Die Hauptaspekte, auf die sich das im Westen so genannte chinesische Schattenboxen konzentriert, sind Gesundheit, Selbstverteidigung und Meditation.

Taiji Quan oder Tai Chi Chuan …?

Ein Wort gleich zu Beginn über die verschiedenen Schreibweisen von Taiji Quan (sprich: „Taidschi Dschuan"):

Es ist für westliche Sprachen immer schon schwierig gewesen, die chinesischen Laute richtig wiederzugeben. Dazu kommt, dass im Chinesischen ein Wort je nach Betonung sehr viele Bedeutungen haben kann, die sich mit dem westlichen Buchstabensystem kaum darstellen lassen.
In diesem Buch findet die Schreibweise „Taiji Quan" bzw. als Kurzform „Taiji" Verwendung. Im deutschen Sprachraum hat sich im Gegensatz dazu vor allem die Schreibweise „Tai Chi Chuan" bzw. auch „Taiji Chuan" oder Mischformen dessen eingebürgert.
Eine Schreibweise, die irreführend ist. Denn das „ji" (fälschlich auch „Qi") in Taiji ist nicht zu verwechseln mit dem Begriff „Qi" (sprich: „Tschi"), der Lebenskraft oder Lebensenergie, die alle Lebewesen durchströmt.

„Tai" ist das Bild eines schreitenden Menschen, der sich seines Zentrums bewusst ist.

Die Bedeutung des Begriffes Taiji Quan spiegelt sich am besten in der chinesischen Schreibweise wider: „Tai" ist das Bild eines schreitenden Menschen, der sich seines Zentrums bewusst ist. Das Zeichen „ji" bedeutet in architektonischer Betrachtung den Firstbalken, also den Balken, der das Hausdach trägt.
In philosophischer Hinsicht bedeutet es „das erhabene Letzte", „das höchste Gesetz" und ist das, was die Grundlage für alle Polaritäten bildet und sie zusammenhält.

Taiji Quan bedeutet einen Kampfstil

Dieses Gesetz des Lebens erschließt sich uns laut einem der ältesten Bücher der Welt, dem I Ging („Das Buch der Wandlungen"), durch verschiedene Mittel und Methoden.
Diese werden durch eine Faust (= „Quan") ausgedrückt. Das Bild der geschlossenen Hand weist auch darauf hin, dass es um eine Kampf-Anwendung geht.

Taiji Quan bedeutet also einen Kampfstil, in dem die Faust/Hand die Kraft ausübt, die aus der harmonischen Vereinigung aller Polaritäten herrührt. Taiji Quan wird daher auch gerne mit „höchster, endgültiger Kampfstil" übersetzt.

Der Taiji-Quan-Boxer folgt der Lehre von Lao Tse, dem Begründer des Taoismus. Dieser lehrte, dass das Weiche das Harte besiegt. Der Kämpfer sucht seine Stärke – wenn möglich – im Nachgeben und vermeidet den aggressiven Angriff. Dazu später mehr.

Auch mit einem weiteren Irrglauben will ich in diesem Buch aufräumen: Oft wird Taiji als „Gesundheitsvorsorge" und Taiji Quan als „Kampfkunst" bezeichnet. Das ist aber nicht nur verwirrend, sondern auch unkorrekt.

Laut Yang Chen Fu (dem Vater des „modernen" Taiji Quan im letzten Jahrhundert) gibt es nur ein Taiji. Und dieses beinhaltet eben Gesundheit, Kampfkunst und Meditation!

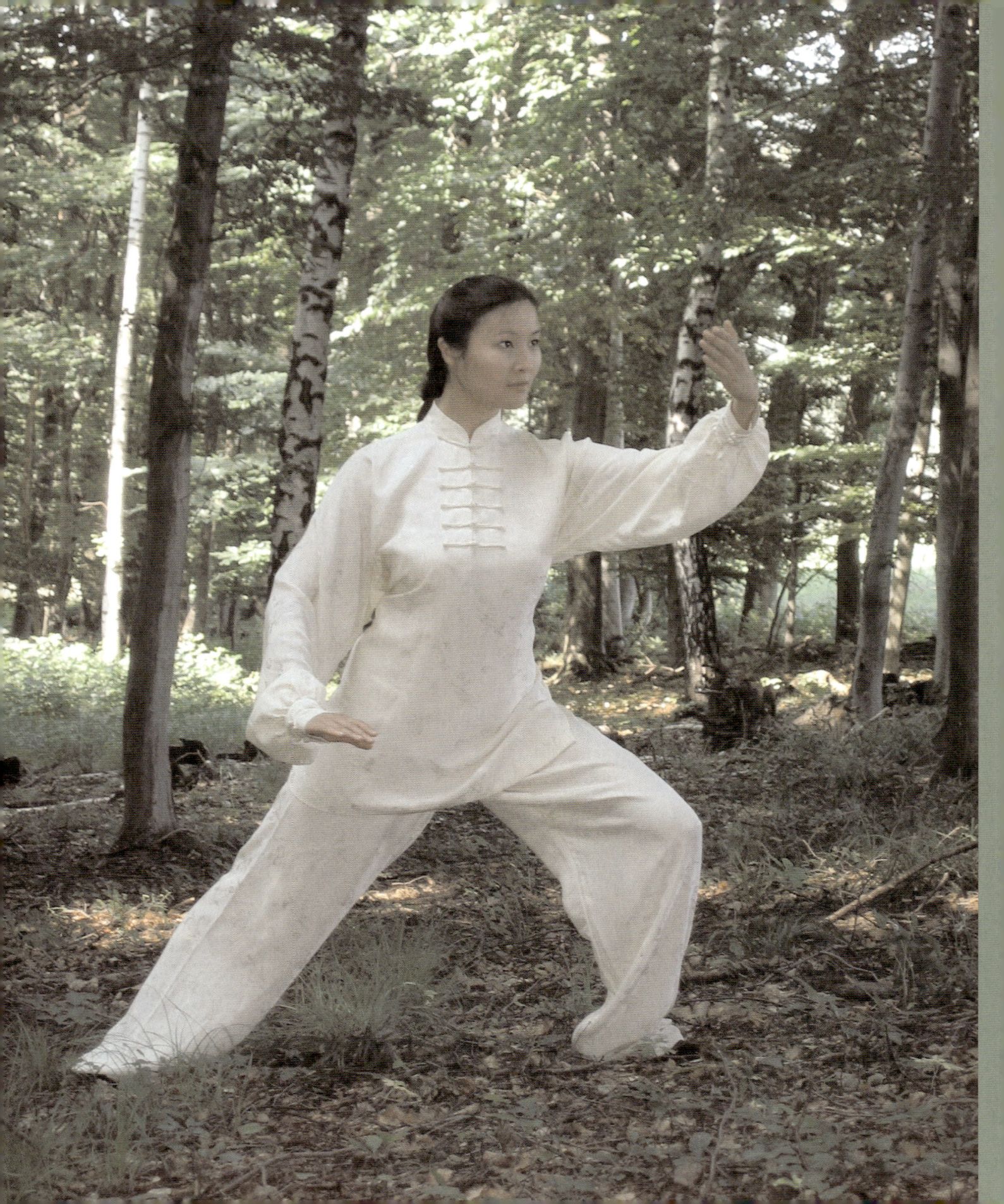

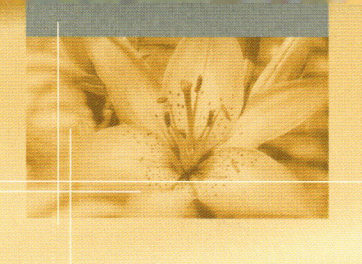

Das Einmaleins heißt Zweimalneun

Das Taiji-Übungssystem ist durch viele Jahrhunderte überliefert. Immer wieder haben Taiji-Meister verschiedene Stile und neue Techniken entwickelt.
Die Grundprinzipien, auf denen die Übungen aufbauen, sind jedoch die gleichen geblieben. Sie sind auf ein paar Seiten klassischer Schriften überliefert. Ich habe sie hier für Sie zusammengefasst:

Neun universelle Prinzipien des Taiji

1. Der Geist ist ruhig und auf die Übung konzentriert.

2. Die Haltung ist ungezwungen, aufrecht und bequem.
   Der Körper ist angenehm entspannt, leicht und beweglich.

3. Die Bewegungen sind langsam und fließend. Sie gehen ohne Unterbrechungen ineinander über. Die Geschwindigkeit ist gleich bleibend, als ob man einen Seidenfaden aus einem Kokon zieht – zieht man zu stark, reißt er; zieht man zu wenig, löst er sich nicht.

4. Die Bewegungen sind kreisförmig. Stellen Sie sich vor, alle Muskeln, Sehnen, Gelenke und Knochen werden weit geöffnet, damit die Energie ohne Hindernis durch den ganzen Körper fließen kann.

5. Alle Schwere des Körpers nach unten sinken lassen, damit man wie ein Stehaufmännchen nicht umgeworfen werden kann.

6. Die Bewegung ist mit tiefer Atmung verbunden. Das Einatmen erfolgt bei „schließenden" Bewegungen; das Ausatmen erfolgt bei „sich öffnenden" Bewegungen.

7. Alle Teile des Körpers handeln in einer Einheit. Kein Teil des Körpers bewegt sich selbstständig.
   Wenn ein Teil des Körpers in Bewegung ist, ist der ganze Körper in Bewegung.
   Wenn ein Teil des Körpers in Ruhe ist, ist der ganze Körper in Ruhe.

8. Die Bewegung hat ihren Ursprung in den Füßen, wird vom Kreuz aus gelenkt und wirkt durch die Finger. Das Kreuz führt den Körper. Man vergleicht das Kreuz mit einer Achse und das „Qi", die Lebenskraft (siehe Seite 57), mit dem um sie rotierenden Rad.

9. Der Wechsel in der Bewegung von Yin und Yang und umgekehrt muss bewusst vollzogen werden. Yin und Yang müssen klar voneinander unterschieden werden. Die Bewegungen werden ohne Kraftanstrengung ausgeführt. Der Geist (Wille, Bewusstsein) führt den Körper und lenkt das „Qi".

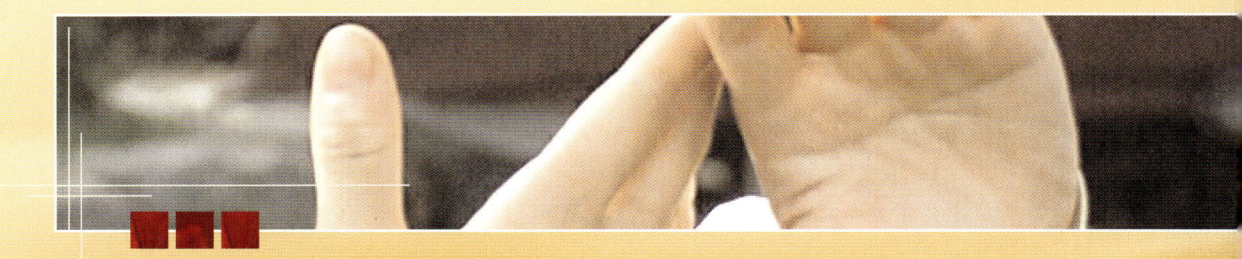

退一步，海阔天空
忍三分，风平浪静

*Halte kurz inne, und der Wind wird sich legen und die Wellen werden ruhig.
Tritt einen Schritt zurück, und das Meer wird offener und der Horizont weiter.*

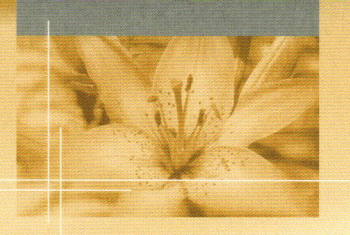

Neun Regeln zur richtigen Körperhaltung

1. Halten Sie den **Kopf** in natürlicher Weise aufrecht. Blicken Sie in Höhe des Horizonts in die Ferne – nicht das wahrnehmen, was einen Meter vor dem Gesicht ist, sondern quasi ins Unendliche sehen, als ob man durch die Hausmauer schauen könnte. Lassen Sie die Augen den Bewegungen des Körpers folgen.

2. Lassen Sie den **Mund** leicht geschlossen, die Zahnreihen aufeinander liegend. Ziehen Sie das **Kinn** etwas ein, dabei nicht den Nacken verkrampfen.

3. Halten Sie das **Gesicht** entspannt, legen Sie die **Zunge** sanft am oberen Gaumen an.

4. Der **Hals** bleibt aufrecht und entspannt. Die **Schultern** und Ellbogen hängen locker herab.

5. Nehmen Sie die **Brust** etwas zurück, damit das „Qi" sinken kann.

6. Das **Kreuz** ist der Führer Ihres Körpers; es soll locker sein. Kippen Sie das Gesäß leicht nach vorn.

7. Dadurch nimmt das **Steißbein** seine zentrale Stellung ein.

8. Halten Sie den **Rücken** gerade. Vom Steißbein bis zum Kopf soll eine gerade Linie bestehen.

9. Halten Sie die **Knie** leicht gebeugt. Beide **Fußsohlen** sollen den Boden spüren, die Fersen entspannt sein.

Die richtige Atmung

Die Kleinkinder haben sie noch, wir Erwachsenen meist nicht mehr. Die Rede ist von der Bauchatmung („natürliche Atmung"). Während die Kinder richtig tief in den Bauch hinunter atmen, holen die meisten Erwachsenen unregelmäßig und viel zu flach Luft. Die Übungen des klassischen Taiji sind mit tieferer, gleichmäßiger und ruhiger Atmung verbunden und stets mit der Bewegung koordiniert. Diese spezielle Atemtechnik wird „verkehrte Atmung" genannt. Während Anfänger zunächst bei der Bauchatmung bleiben sollen, gelten für die fortgeschrittene Atemtechnik folgende Grundsätze: Die Einatmung erfolgt beim Beugen und beim Heben der Arme sowie beim „Rückzug". Die Ausatmung erfolgt beim Ausstrecken und Senken der Arme sowie beim Angreifen.

1. Das Einatmen erfolgt durch die Nase, das Ausatmen durch den Mund.

2. Atmen Sie fein und leise, möglichst unhörbar.

3. Ein- und Ausatmen folgen aufeinander ohne Pause, in natürlicher Weise und entspannt.

4. Die Atmung kommt vom Unteren Tan-Tien (siehe Seite 19).

5. Beim Einatmen hebt sich das Zwerchfell, der Unterbauch wird etwas eingezogen und die Aftermuskeln zusammengezogen.

6. Beim Ausatmen kehrt das Zwerchfell in seine Stellung zurück, der Unterbauch entspannt sich (wölbt sich vor), und die Muskeln des Dammbereiches entspannen sich.

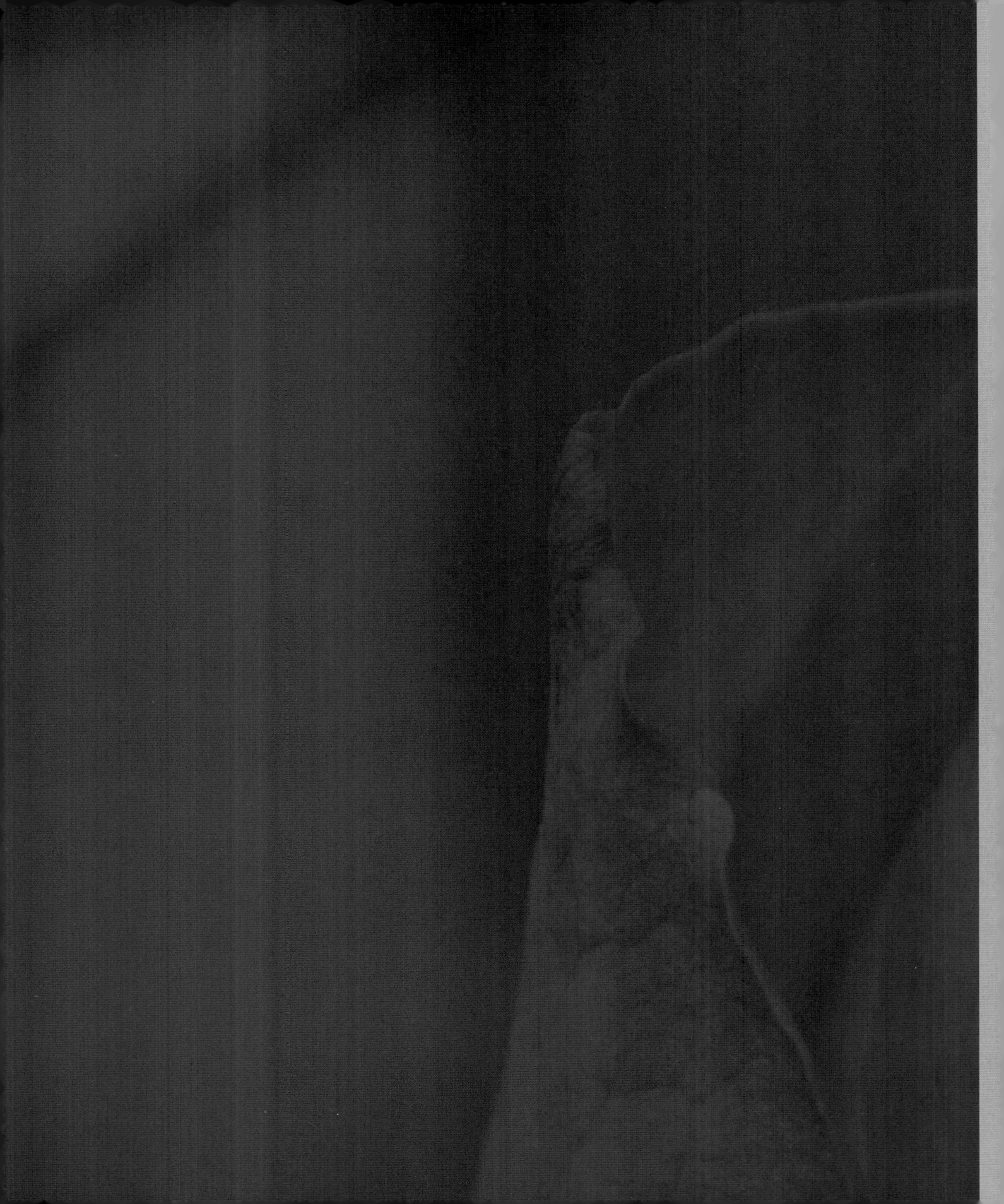

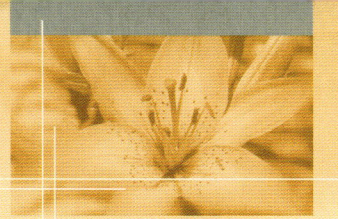

Klassische Fehler Der Körper wird im Taiji Quan als eine Einheit angesehen. Diese Einheit wird von der Mitte (Kreuz) her gelenkt. Wenn dieses Prinzip der Einheit nicht befolgt wird, macht man Fehler, die als „unabhängige Arm-, Hand-, Bein-, Fuß- und Kopfbewegung" bezeichnet werden.

>>> **Wichtig: Die Schultern und Hüften bilden ein Quadrat, das während der Übungsfolge in immer gleicher Weise bestehen bleiben soll.**

Der Bewegungsablauf beim Taiji geschieht in ständigem Wechsel von Yin („leer") zu Yang („voll") und umgekehrt. Dabei ist aber nach der chinesischen Philosophie im Vollen immer noch ein wenig des Leeren und im Leeren immer noch ein wenig vom Vollen. Um das Prinzip des Wechselns zu erhalten, darf das Körpergewicht nie gleich (beidseitig) verteilt sein. Wenn man nicht klar zwischen Yin und Yang unterscheidet, spricht man vom Fehler der „doppelten Gewichtsverteilung".

Die Übungen, die in diesem Buch beschrieben werden, gehören übrigens zum Yang-Stil. Der Yang-Stil ist der populärste Stil des Taiji Quan. Bei ihm liegt besonderes Gewicht auf dem gesundheitlichen und meditativen Aspekt. Eine kurze Charakteristik der Stile, mehr zur Geschichte des Taiji und vor allem, was Taiji bewirken kann, finden Sie in Teil 3 (ab Seite 49).

A

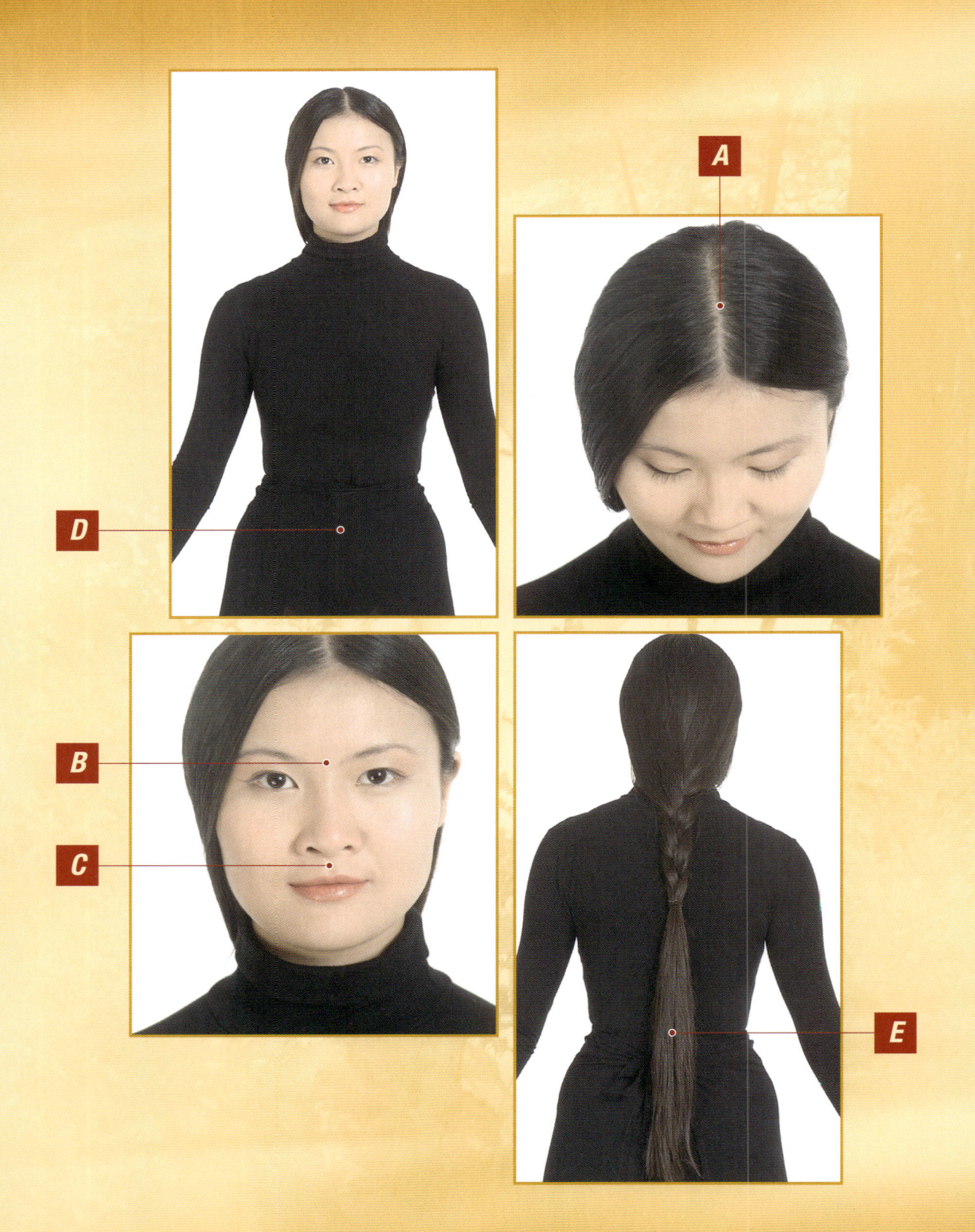

B
C

D

E

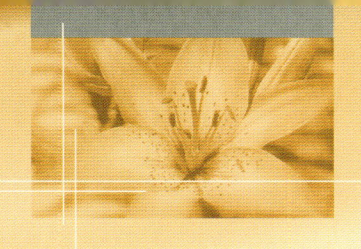

Auf den Punkt gebracht Im Taiji-Unterricht kommen immer wieder einige wichtige Punkte am Körper vor, deren Kenntnis und Lage für den Energiefluss bzw. für die richtige Körperhaltung wichtig sind. Ich habe sie hier zusammengefasst.

Der „Bai-Hui"-Punkt Das ist der Punkt an der höchsten Stelle des Kopfes **[A]**. Man findet ihn, indem man eine gedachte Linie von Ohrspitze zu Ohrspitze über den Kopf zieht und eine weitere von der Nasenspitze nach oben. Wo die Linien einander kreuzen, ist der Bai-Hui-Punkt, an dem hunderte Energieflüsse aufeinander treffen.
Wichtig ist, dass man sich vorstellt, den Körper an diesem Punkt wie an einem Faden nach oben zu ziehen. Dadurch wird der gesamte Nacken- und Kinnbereich gerade gerichtet.

Der „Dritte-Auge"-Punkt Dieser Punkt liegt genau zwischen den Augenbrauen **[B]**. Diesen Bereich soll man nicht nur beim Taiji, sondern auch im Alltag bewusst entspannt halten; eine wichtige Sache vor allem in Stresszeiten. Wenn man diesen Punkt entspannt, ist der gesamte Stirnbereich faltenfrei, und auch der Geist kann sich frei entfalten. Das Gegenteil kann jeder an sich selbst erkennen: Wenn man denkt, grübelt oder im Stress ist, bleibt dieser Punkt immer geschlossen, alles ist verkrampft, verspannt, und man wird auch ein bisschen „kurzsichtig".

Der „Zunge-Gaumen"-Punkt Die Zungenspitze soll beim Taiji ganz zart den oberen Gaumen **[C]** berühren. Auf diese Weise werden die Haupt-Yin- und die Haupt-Yang-Meridiane geschlossen und der Speichelfluss angeregt. Ganz wichtig ist das vor allem für Menschen, die viel reden müssen und oft einen trockenen Mund und rissige Lippen haben. Speichel gilt laut chinesischer Medizin als „Lebenswasser", unsere erste Immunbarriere. Leute mit ständig trockenem Mund sind demnach am höchsten krebsgefährdet.
>>> *Achtung: Bei niedrigem Blutdruck ist es besonders wichtig, nur ganz zart die Zunge an den Gaumen zu legen und nicht zu pressen. Andernfalls können Schwindelgefühle entstehen.*

Der „Tan-Tien"-Punkt Der Energie(sammel)punkt schlechthin. Im Taoismus gilt er als Zentrum des menschlichen Körpers. Zwei Fingerbreit unterhalb des Nabels **[D]** denken wir uns eine horizontale Linie zur Wirbelsäule hin. Bei etwa einem Drittel dieser Strecke, nach innen gerechnet, liegt der Tan-Tien-Punkt. Er wird in der Akupunktur auch Qi-Hai („Energiemeer") genannt – also das Reservoir unserer Energie. Während des Meditierens sollen dort die Gedanken gesammelt werden.

Der „Tor-des-Lebens"-Punkt Dieser Punkt, der im Zuge der Taiji-Übungsfolge immer „geöffnet" werden soll, liegt genau in Nabelhöhe auf der Wirbelsäule (zwischen 2. und 3. Lendenwirbel, am Ende des Zentralnervensystems) **[E]**. Er ist ein zentraler Punkt der Haupt-Yang-Meridiane. Bedingt durch die S-Form unserer Wirbelsäule, ist er immer blockiert – bei den Taiji-Übungen wird diesem Umstand durch bewusstes Hüftekippen entgegengewirkt.

Der „Lächel"-Punkt Trotz all jener Punkte, bei denen man sein „Qi" absenkt, soll es gedanklich auch zwei geben, die man immer hebt: die Mundwinkel! Denn Taiji Quan ist keineswegs eine todernste Sache. Im Gegenteil. Wir wollen ja auch Lebensfreude daraus gewinnen. Man soll sich daher immer wieder auf sein inneres Lächeln besinnen. Und als äußeres Zeichen dafür kann man doch auch gleich ein kleines Lächeln auf den Lippen tragen …

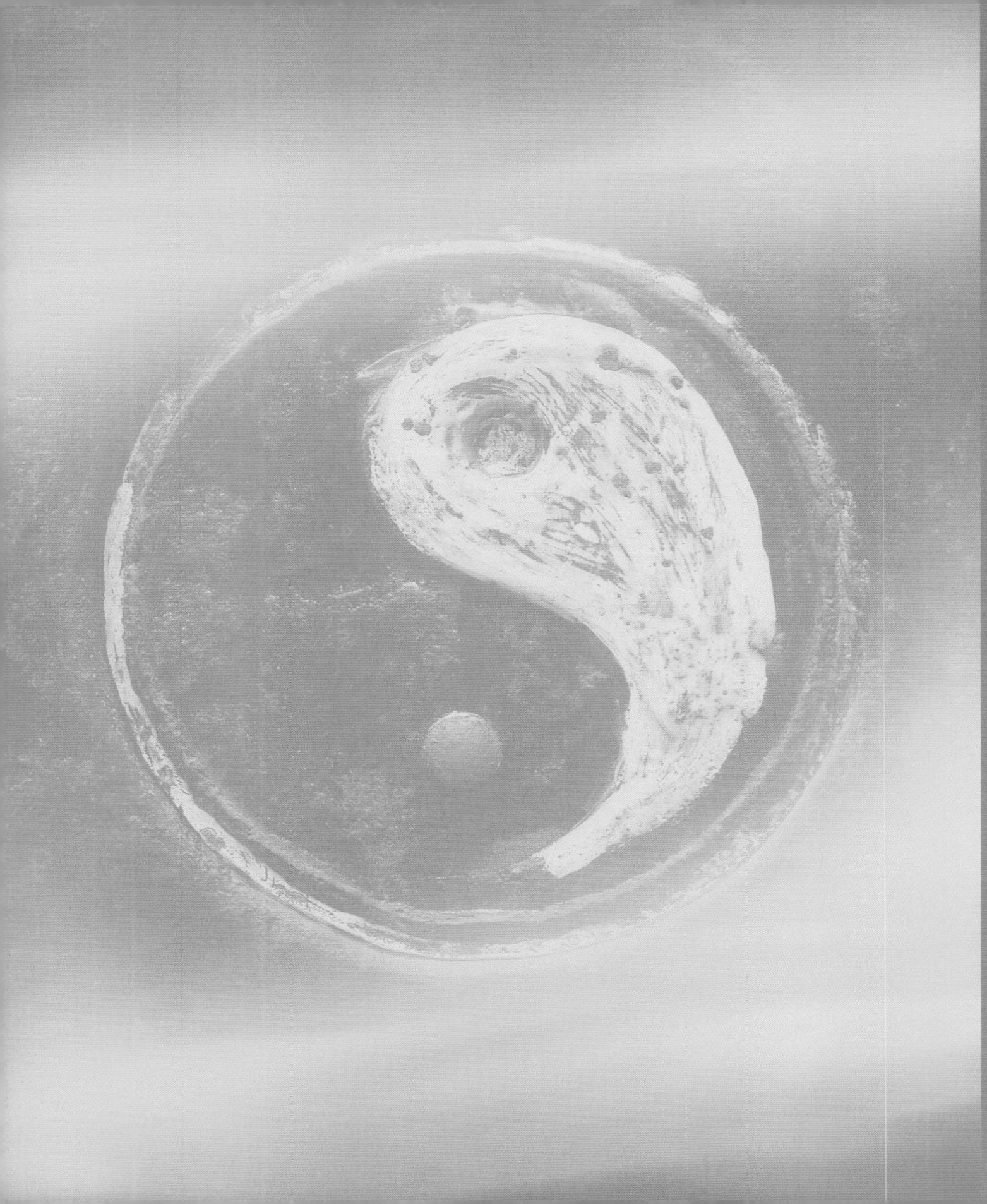

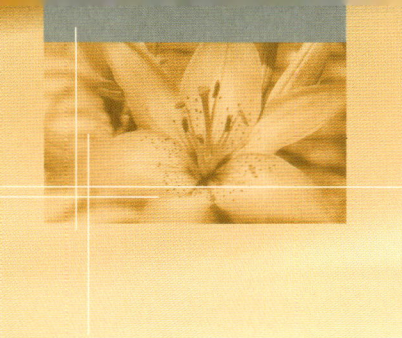

Teil 2 Das „Kleine Taiji"

Die Geschichte des „Kleinen Taiji Quan", eine Kurzform, die in der Schule meiner Familie speziell für westliche Schüler entwickelt wurde, ist schnell erzählt ...

Wie alles begann ... In China erlernt man Taiji Quan meist nach dem Konzept: „Mach erst einmal einfach mit." Keine Erklärung, keine Einweisung. Ist auch nicht so notwendig. Kinder in China wachsen ja mit Taiji Quan auf, jeden Tag sehen sie auf dem Weg zur Schule die Bewegungen, bekommen einen Eindruck, wie diese richtig ausgeführt werden sollen.

Im Taiji soll alles rund ablaufen Auch mein Vater Bai Xiufeng ging in seinen ersten Unterrichtsjahren im Westen nach dieser Methode vor. Westliche Schüler sind es aber einerseits gewohnt, beim Erlernen einer neuen Fertigkeit mehr Erklärung und Hintergrundwissen zu bekommen. Und andererseits ist Taiji für einen „Westler" ja überhaupt etwas gänzlich Neues: Im Taiji soll alles rund ablaufen, viele westliche Tanz- oder Sportbewegungen sind hingegen eher eckig und ruckhaft angelegt.
Wenn westliche Schüler gleich vom Start weg mit den 24 Bewegungen der langen Taiji-Form konfrontiert werden, wirken ihre Bewegungen genau so wie die einer westlichen Gymnastikform – eckig statt rund, keine Spur von innerer Ruhe und Weichheit.

Das „Kleine Taiji" besteht aus sechs Bewegungen Wir stellten also das „Kleine Taiji" zusammen. Es besteht aus sechs Bewegungen. Jeweils zu Beginn des Unterrichtes gibt es zudem eine kompakte Erklärung, vor allem zur Philosophie des Yin-und-Yang-Prinzips (mehr dazu siehe Teil 3, Seite 49).

Die drei Vorteile des „Kleinen Taiji"

1. Das Kleine Taiji besteht aus nur sechs Modulen. Dadurch muss der Anfänger weniger Bewegungen erlernen und kann sich weit besser auf die Taiji-Prinzipien und das Fließenlassen der Lebensenergie „Qi" konzentrieren.

2. Das Kleine Taiji dauert nicht lange; zehn Minuten genügen. Ein Faktum, das besonders für die Lebensumstände der heutigen westlichen Gesellschaft zählt.

3. Das Kleine Taiji braucht nicht viel Platz. Mit zwei Quadratmetern kommt man zurecht, so viel findet sich in jeder Wohnung.

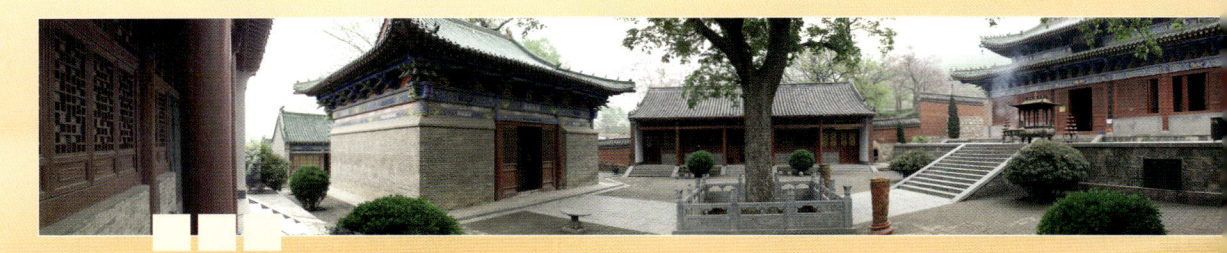

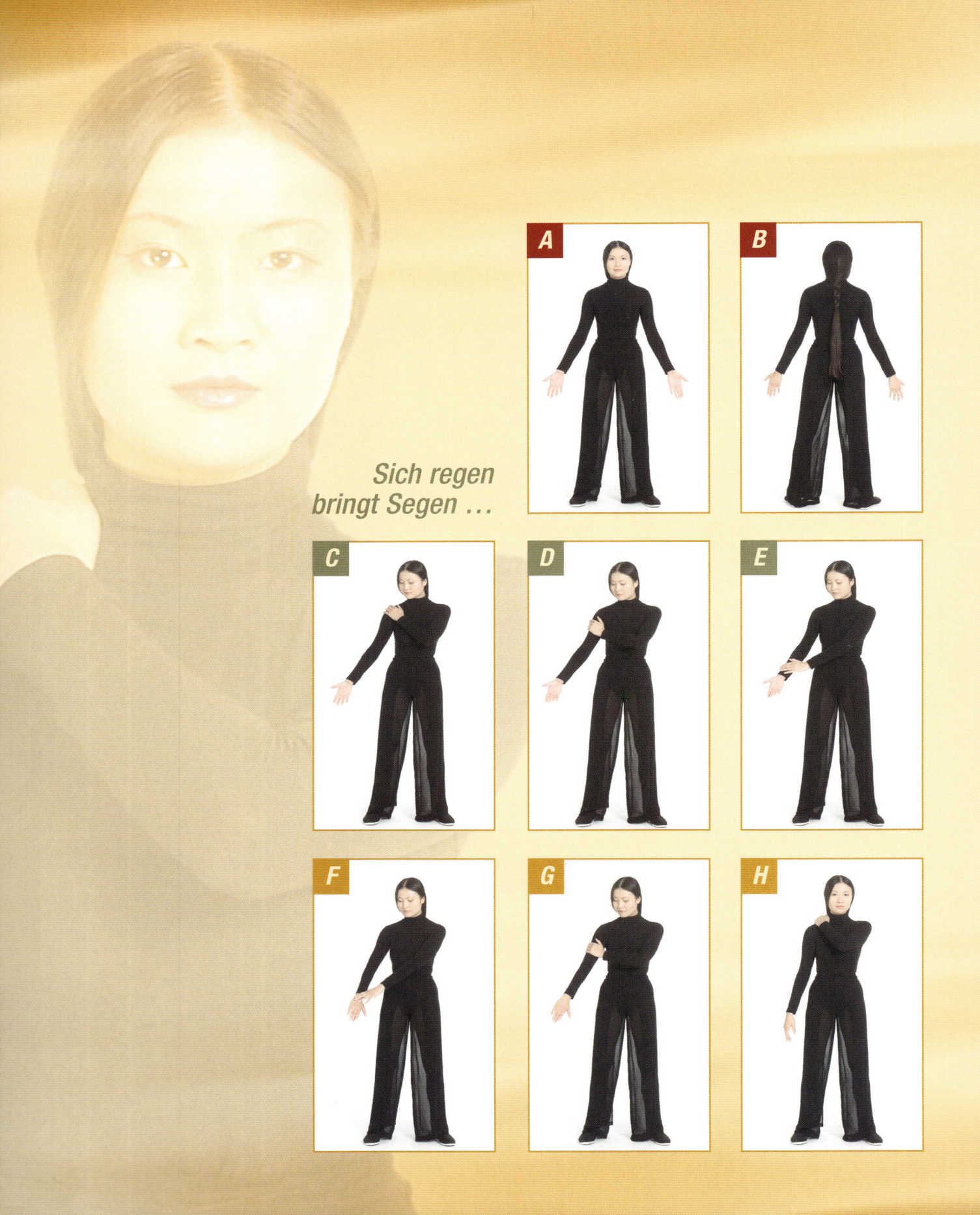

Sich regen bringt Segen …

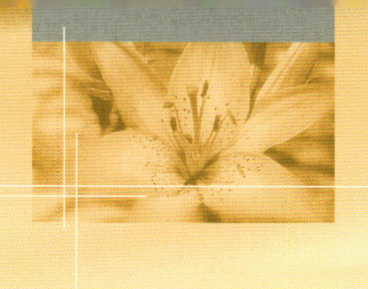

Sich regen bringt Segen

Ein ganz besonderes Charakteristikum des „Kleinen Taiji" ist der von uns entwickelte spezielle Aufwärmteil vor der eigentlichen Übungsform. Er soll dem Schüler helfen, sich vom Stress zu erholen, sich zu entspannen und den „Qi"-Fluss zu regulieren. Denn sofort abschalten können die wenigsten. Wenn man einfach drauflosüben würde – das gilt gerade für Leute mit stressiger Arbeit oder auch für ältere Menschen gleich nach dem Aufstehen –, sind Geist und Körper noch blockiert. Deshalb raten Taiji-Meister auch davon ab, unmittelbar nach außergewöhnlichen Erregungszuständen (z. B. Wut, Angst, Streit; aber auch Lachanfällen oder Sex) Taiji zu praktizieren.

Die Vorbereitung dient also einerseits dazu, den „Qi"-Fluss erst einmal zu aktivieren, und andererseits dazu, die Gelenke aufzuwärmen. Wir haben dieses besondere System für die Aufwärmphase entwickelt, eine Kombination von Klopfbewegungen. Diese Phase wird dabei in einen schnelleren und in einen langsameren Teil gegliedert.

Guck mal, wer da klopft ...

Der Mensch trägt 14 Energielinien, bekannt aus der Akupunktur, am Körper. Die Yin-Meridiane fließen vom Boden hinauf Richtung Himmel, und zwar auf der geschützten Innenseite des Körpers wie Handfläche, Bein-Innenseite, Brust- und Bauchbereich. **[A, B]**

Die Yang-Meridiane fließen vom Himmel zur Erde, von oben nach unten, und befinden sich auf der Außenseite des Körpers, also auf dem Hand- und Armrücken sowie dem gesamten Oberkörper von der Seite gesehen.

Die Klopfbewegungen unserer Aufwärmübung werden grundsätzlich entlang diesen Meridianen ausgeführt. Wir beginnen diese abzuklopfen (oder zu kneten) – zuerst die Yin-Meridiane, von den Schultern Richtung Fingerspitzen auf der Arm-Innenseite herab **[C, D, E]**, sodann die Yang-Meridiane von den Fingerspitzen die Außenseite des Armes entlang bis zur Schulter. **[F, G, H]**

>>> **Wichtig: Diese Klopf- bzw. Knetübungen sollen im Tempo des „Qi"-Flusses erfolgen. Also werden pro Sekunde zwölf Zentimeter breite, einander überlappende Bereiche behandelt. Dann folgt analog die andere Körperseite.**

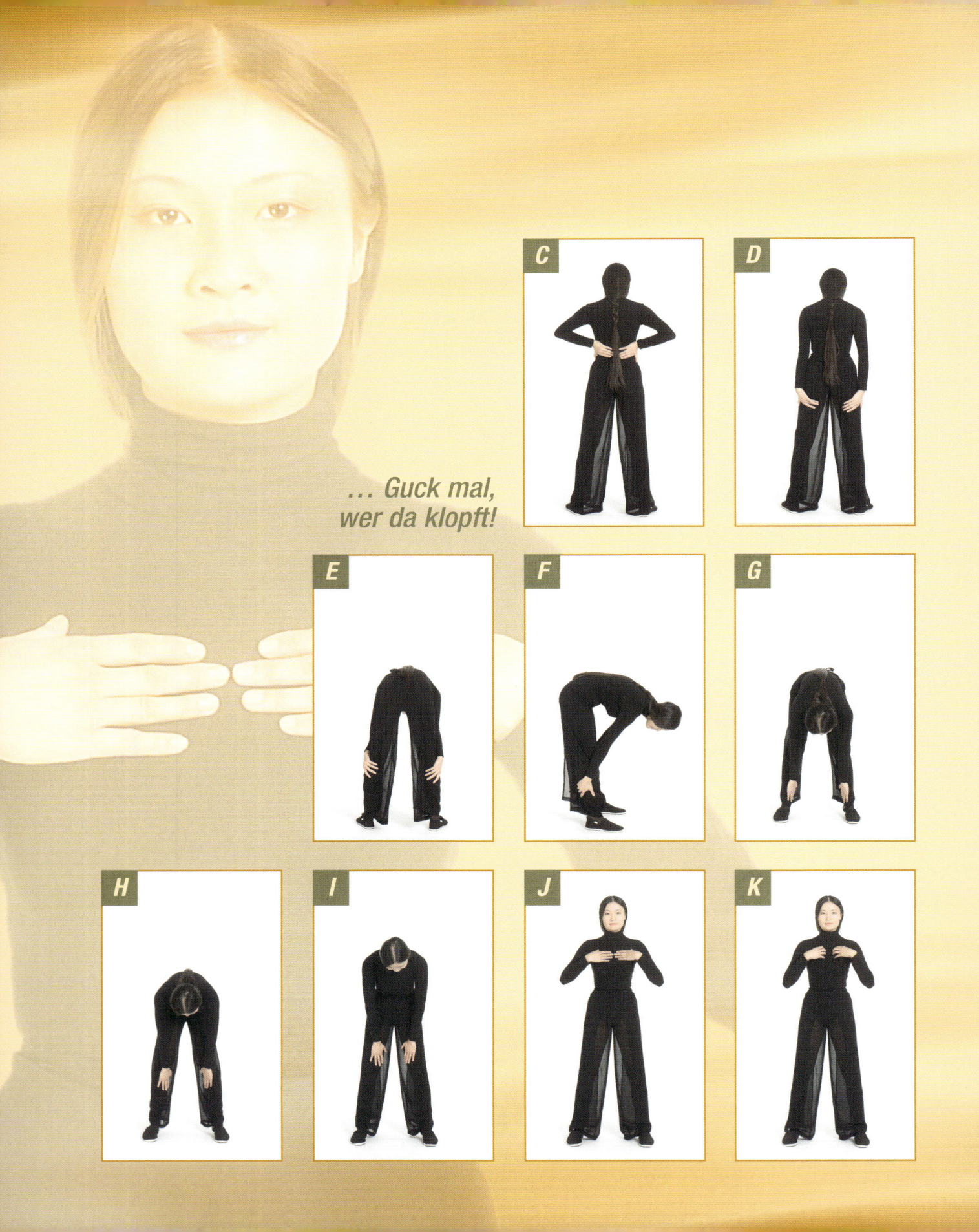

... *Guck mal, wer da klopft!*

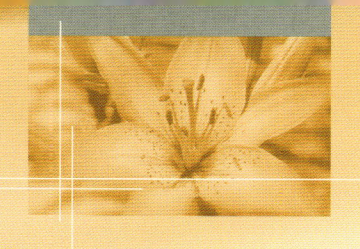

Guck mal, wer da klopft …

Nun wird mit den Fingerkuppen zart auf den Kopf geklopft, [👁] etwa so wie prasselnde Regentropfen. Das ist sehr angenehm und lässt sich auch hervorragend untertags zur Entspannung der Großhirnrinde und Aktivierung der Energie anwenden.

Zuerst lassen wir die Fingerkuppen in der Mitte des Schädeldaches „prasseln", dort ist der Bai-Huan-Punkt, ein wichtiger Energiepunkt. **[A]** Dann links und rechts seitlich der Mittelachse und auch im Kleinhirnbereich und den Nacken hinunter. **[B]**

Als Nächstes wird den Rücken entlang (auch als Partnerübung geeignet!) hinunter bis zum Fuß und an der Fuß-Innenseite über die Beine wieder hinauf zur Brust geklopft. Dem Kreuzbereich kann man sich dabei ruhig ein bisschen länger widmen, der ist schließlich in unserer Gesellschaft immer sehr belastet. **[C-K]**

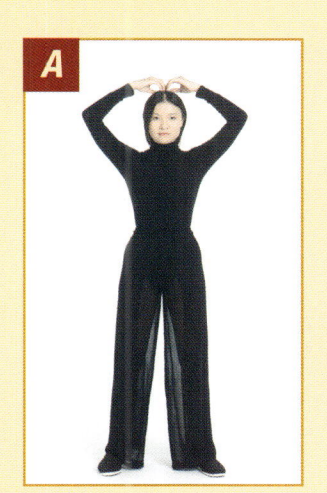

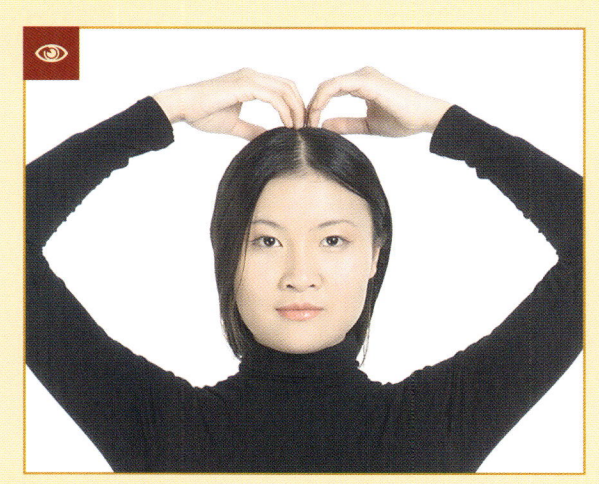

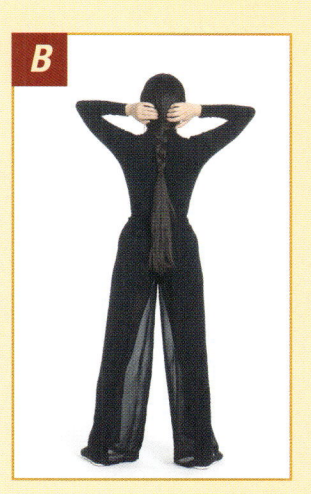

Nach diesem systematischen Klopfteil sollen Sie dreimal „Qi" holen: siehe nächste Seite

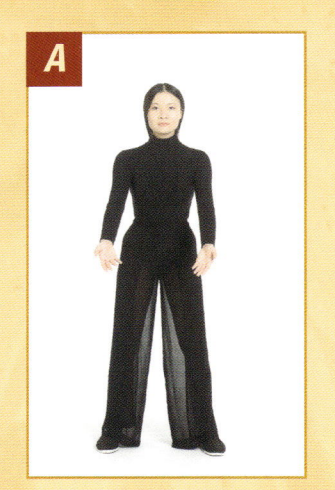

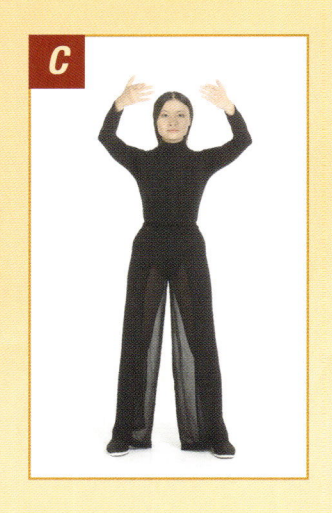

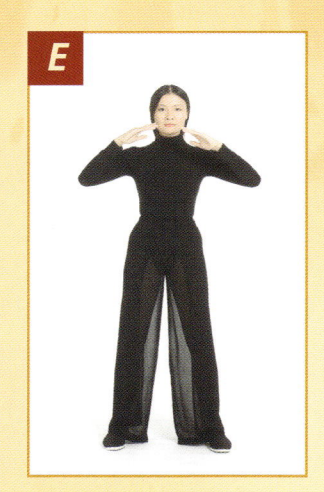

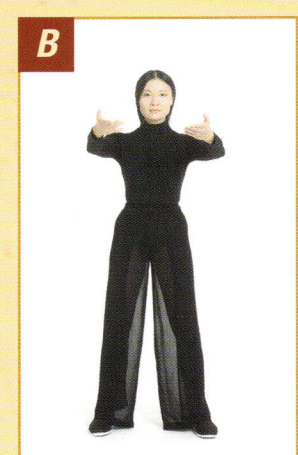

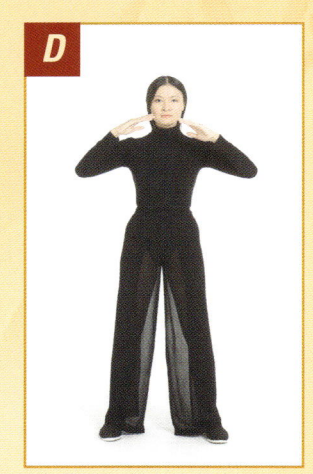

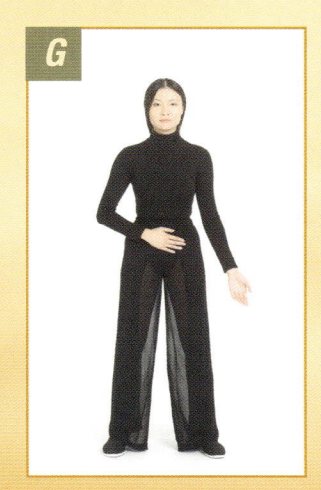

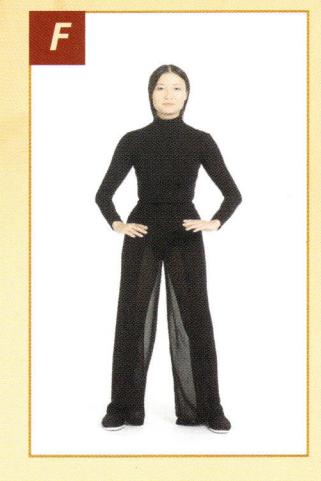

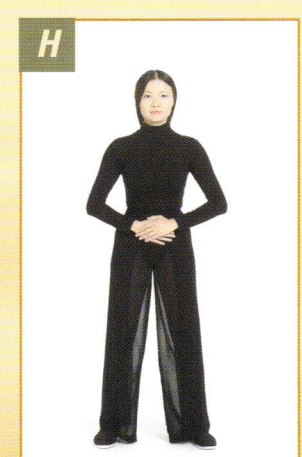

Hol dir dein „Qi"

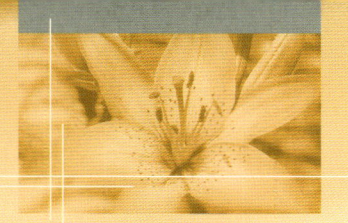

Hol dir dein „Qi" „Qi" holen bedeutet Lebenskraft sammeln. Das geht ganz einfach: Die Beine schulterbreit auseinander stellen, den Blick in die Ferne richten. Dabei den „Dritte-Auge-Punkt" (siehe Kapitel „Auf den Punkt gebracht", Seite 19) entspannen. **[A]**

Beide Hände schulterbreit nach vorn heben, Handflächen nach oben, als ob man einen Ball hält. **[B]**
In Stirnhöhe drehen Sie nun die Handflächen zuerst zu sich, dann nach unten. Schließlich lassen Sie sie hauchzart und langsam vor Gesicht und Körper nach unten sinken. **[C-F]**
Das alles geschieht synchron mit der Atmung: Beim Einatmen Arme heben, beim Ausatmen Arme sinken lassen.

>>> ***Wichtig:** Diese Bewegung reguliert nicht nur den „Qi"-Fluss, sie reguliert auch ganz stark den Blutdruck. Schüler mit niedrigem Blutdruck sollen die Konzentration mehr auf das Heben und das Einatmen richten und ohne viel nachzudenken ausatmen und absenken; für jene mit Bluthochdruck aber gilt genau das Umgekehrte.*

SIDESTEP

Was tun bei einem Energieproblem? Nicht nur vor jeder Taiji-Übungsfolge, sondern auch im Alltag kann es notwendig werden, erst zu sich und dem richtigen Level an „Qi" finden zu müssen.

Energieüberschuss „Wer sich nervös oder gestresst fühlt, soll sein ‚Qi' regulieren."

Nach einem langen Arbeitstag soll man zunächst dreimal „Qi" holen (siehe oben). Beide Hände übereinander auf den Unteren Tan-Tien-Punkt (siehe Kapitel „Auf den Punkt gebracht", Seite 19) legen. Frauen legen dabei die linke Hand auf die rechte Hand, **[G, H]** Männer umgekehrt. Die Schultern locker lassen, die Stirn entspannen, die Zungenspitze auf den Gaumen, dann ein paar Minuten meditieren.

>>> ***Wichtig:** Bei extrem niedrigem Blutdruck sollen Sie die Gedanken nicht auf den Tan-Tien-Punkt richten, sondern etwas höher, auf die Brustmitte. Bei sehr hohem Blutdruck jedoch richten Sie die Gedanken auf die Fußsohle, dorthin, wo die Ballen sich einkerben.*

Energiemangel „Wer sich down und abgespannt fühlt, soll sein ‚Qi' anregen."

Nach einem langen Arbeitstag soll man zunächst dreimal „Qi" holen und dann den Tan-Tien-Punkt akupressieren: Mit einer Fingerkuppe kreisend diesen Punkt stärken. Die Frau nimmt den rechten Daumen, der Mann den linken. Sanft um den Tan-Tien-Punkt kreisen, allmählich stärker werden und gleichzeitig den Geist auf diesen Punkt richten. Wie ein Kerzenflämmchen, das dort angezündet wird und dessen Wärme sich wellenförmig im ganzen Körper ausbreitet.

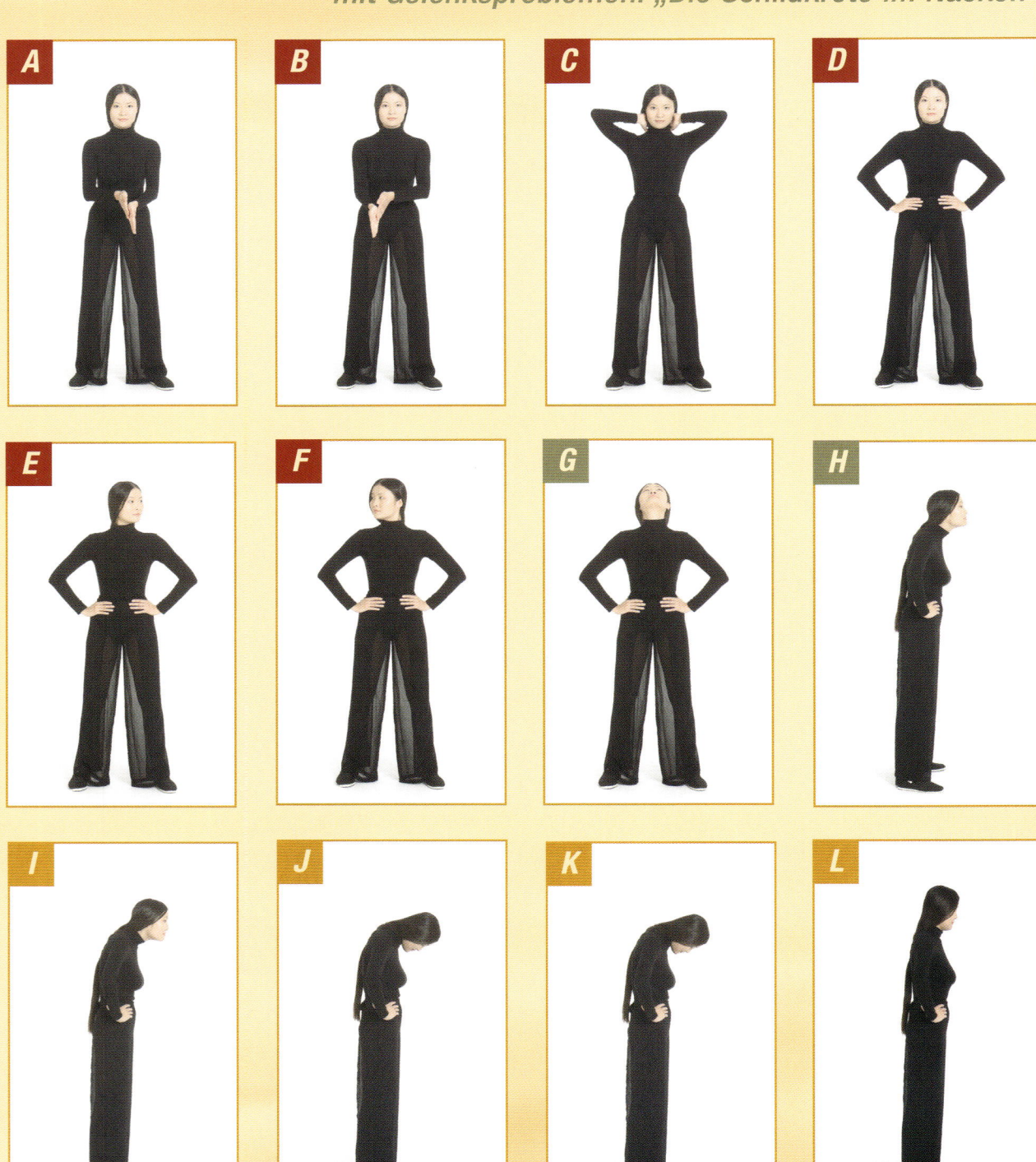

Aufwärmübung (speziell) für Menschen mit Gelenksproblemen: „Die Schildkröte im Nacken"

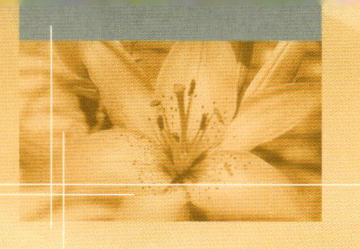

Aufwärmübung (speziell) für Menschen mit Gelenksproblemen

Beide Hände heiß reiben und damit den Nacken wärmen. **[A-C]** Beide Hände dann auf die Hüften stützen, damit die Schultern in der richtigen Position entspannt sind. **[D]**

Dann den Kopf in jede Richtung bewegen. Zuerst zu den Seiten.
Beim Einatmen den „Bai-Hui"-Punkt (siehe Kapitel „Auf den Punkt gebracht", Seite 19) hochziehen, damit der Nacken gerade ist und dann den Kopf sanft nach links drehen, Blick in die Ferne strahlen lassen, Kopf zurückdrehen, ausatmen, locker lassen. **[E]**
Dann den ganzen Vorgang zur rechten Seite wiederholen. **[F]**

Die Schildkröte im Nacken

Dann bewegen Sie den Kopf nach oben und unten. Beim Einatmen Kinn zum Himmel, den Kopf sanft wie auf einen Polster zurücklehnen, **[G]** ausatmen und in Ausgangsposition zurückkehren. **[D]**
Beim Einatmen Kopf zuerst nach vorn – wie eine Schildkröte ihren Kopf bewegt **[H, I]** –, dann erst den Kopf zur Brust und zurück bewegen, **[J-K]** ausatmen und in die Ausgangsposition zurückkehren. **[D, L]**
Danach reiben Sie wieder den Nacken. **[C]**

„Der große Elefant kreist mit der Hüfte."

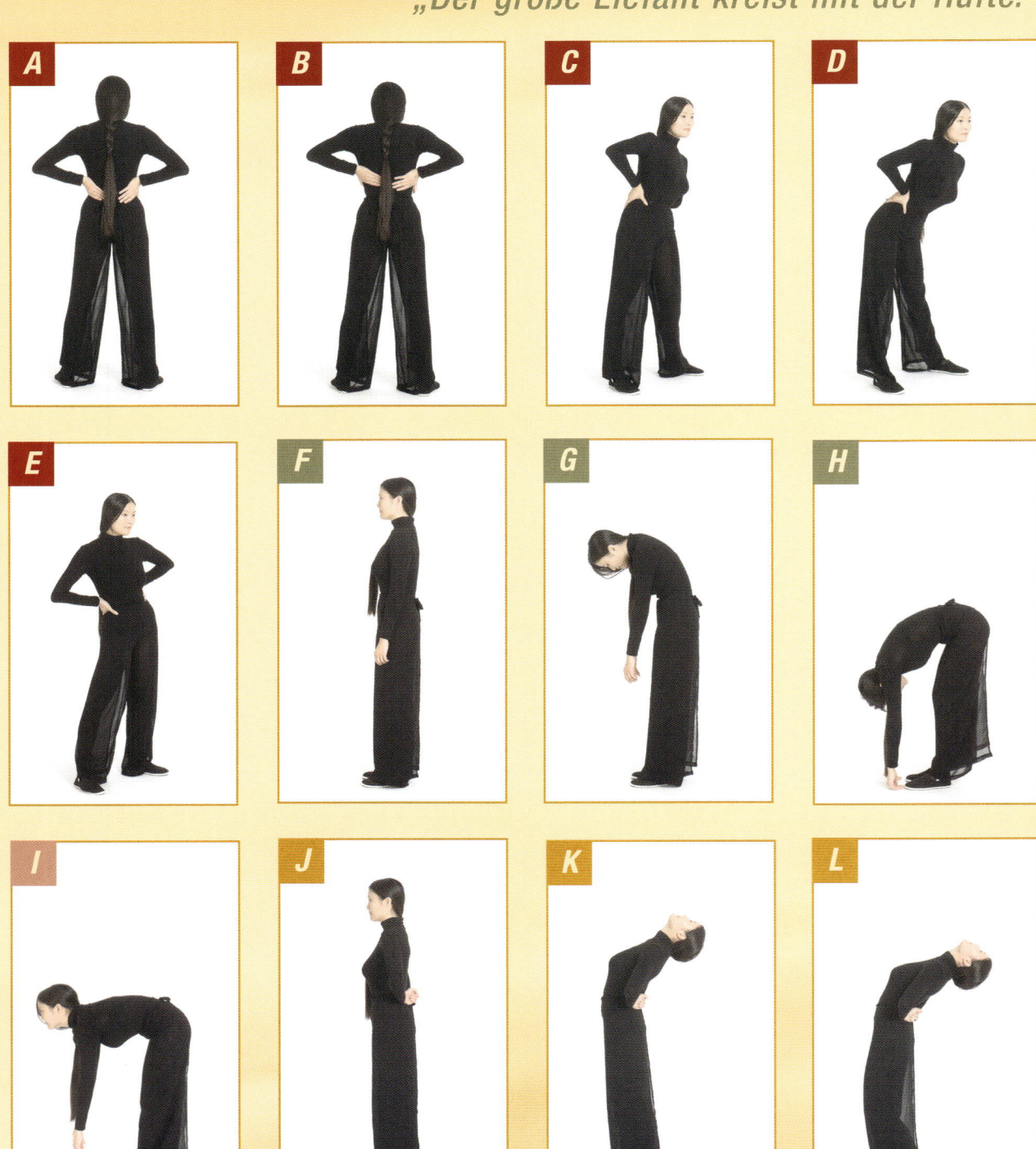

Kein Kreuz mehr mit dem Kreuz oder „Der große Elefant kreist mit der Hüfte"

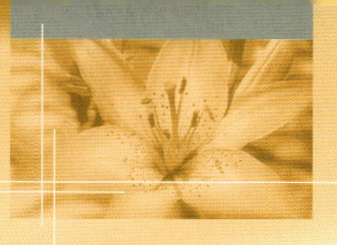

Beide Hände durch Reiben wärmen, auf die Nieren legen und diese reiben. Danach – beide Hände auf die Nieren gestützt – Hüfte langsam kreisen. **[A-E]** Die Beine ein wenig mehr als schulterbreit grätschen, damit man einen größeren Kreis aus der Hüfte machen kann. Bewusst den Kopf ruhig halten, nicht mitschwingen lassen. Zwei-, dreimal im und gegen den Uhrzeigersinn kreisen.

Dann die Beine leicht schließen, nicht ganz zusammenpressen, Blick wieder in die Ferne richten, Schultern gerade. Von oben beginnend den Halswirbel langsam abrollen, als sei die ganze Wirbelsäule eine Perlenkette. Freie Atmung, Gedanken auf die Wirbelsäule richten. **[F-H]**

Danach bleiben Sie ein wenig unten, es folgen Ausschütteln und Lockerlassen, dabei wieder langsam aufrichten. **[H, G, F]** Beide Fäuste auf die Nieren stützen **[J]** und das gleiche Abrollen nach hinten praktizieren. Dabei Knie ein wenig beugen, um die Wirbelsäule zu entlasten. **[K-L]**

>>> **Wichtig:** Versuchen Sie nicht, Dehnfähigkeit mit Gewalt erreichen zu wollen. Übung macht auch hier den Meister. 70 Prozent der Bewegung reichen völlig.
Schüler mit Bandscheibenvorfall bleiben bei der Kreisübung. **[C-E]** Und solche mit hohem Blutdruck halten beim Abrollen das Kinn hoch und lassen den Kopf nicht hängen, um den Druck in der Kopfarterie zu mindern. **[I]**

Bedanke dich bei deinem Knie und beschenk' das Fußgelenk

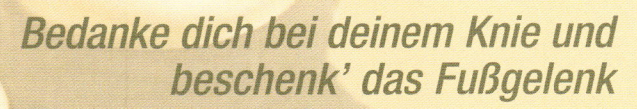

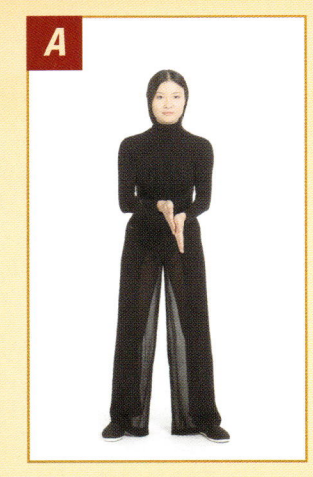

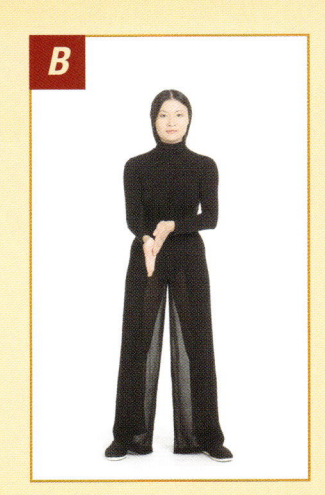

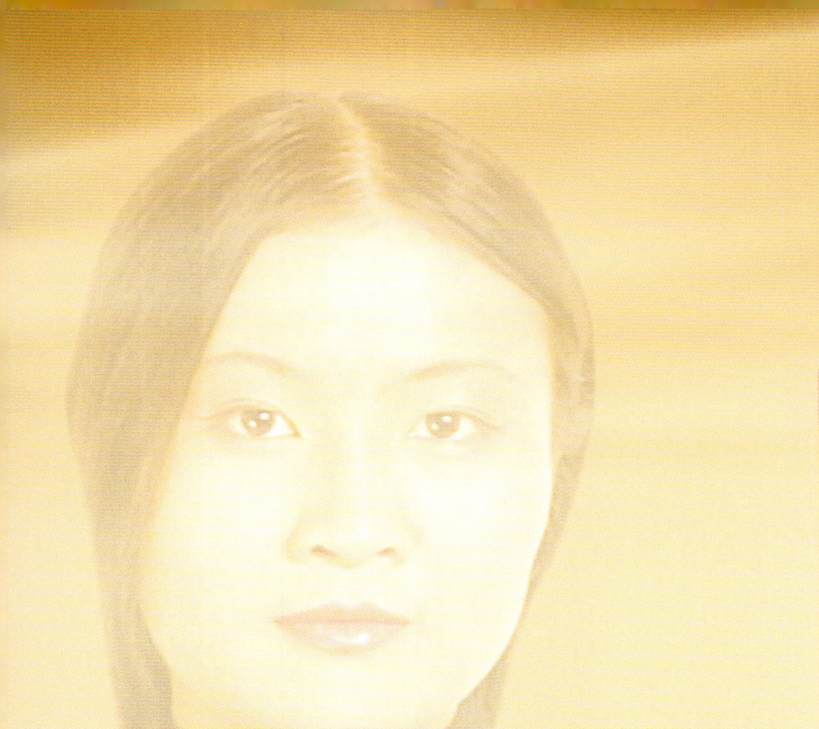

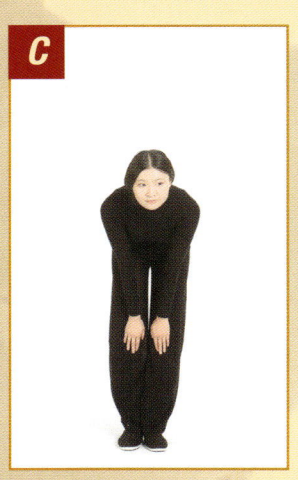

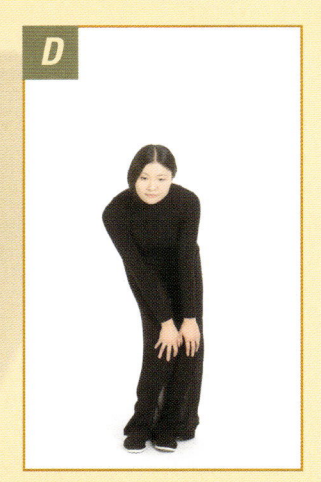

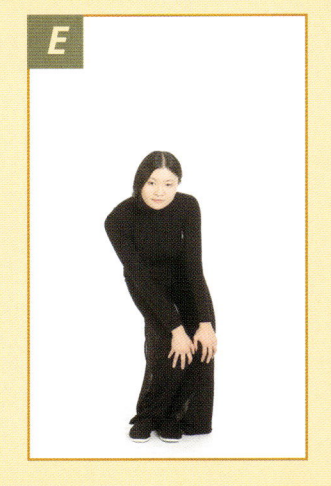

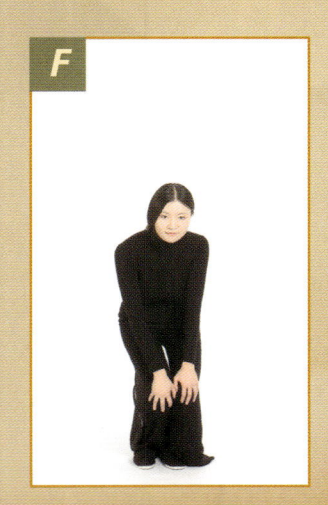

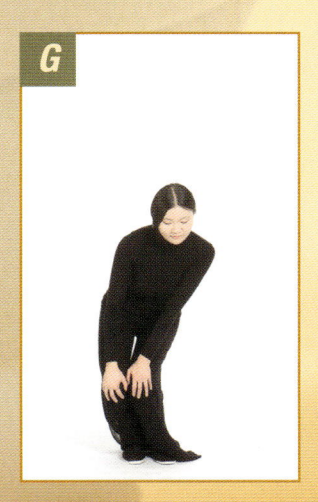

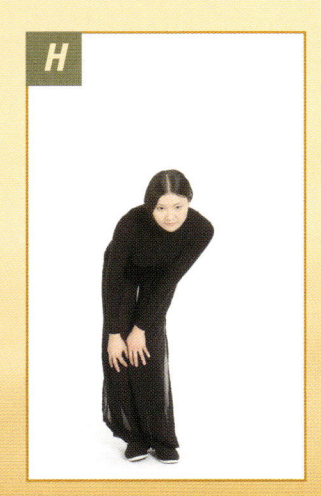

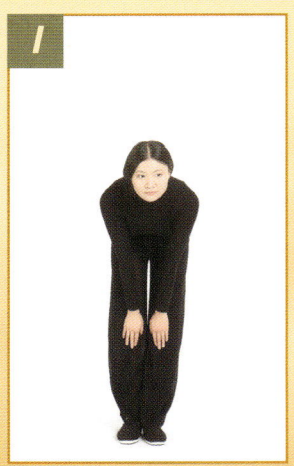

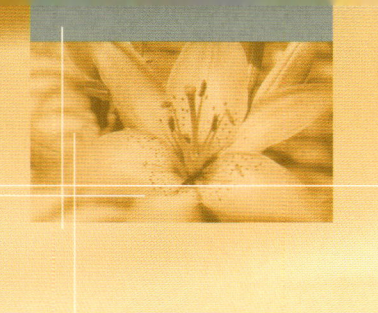

Bedanke dich bei deinem Knie und beschenk' das Fußgelenk Hände durch Reiben erwärmer, damit dann die Kniescheibe wärmen, **[A-C]** danach innere und äußere Knie-Seite warm reiben. Schließlich die Hände auf die Knie legen und diese kreisen lassen **[D-I]**.

>>> **Wichtig:** *Schultern locker lassen, den Blick dabei nach vorne, nicht nach unten richten.*

Das Fußgelenk wird aufgewärmt, indem man den Vorfuß am Boden abstützt und dann im Knöchelgelenk kreisen lässt; wieder im und gegen den Uhrzeigersinn.

Trockene Haarwäsche Nach der Meditation wird wieder der Geist zum Tan-Tien-Punkt gesammelt. Dann wecken Sie bewusst Ihren Geist auf, indem Sie den Blick öffnen und dabei in die Ferne schauen. (Siehe „Neun Regeln zur richtigen Körperhaltung", Seite 15)

Danach Hände warm reiben, Gesicht von innen nach außen streichen, zur Nase hin und die Falten „glätten".

Schließlich kann man noch mit den Fingernägeln von vorn nach hinten durch die Haare fahren, das nennt man in China auch „trocken Haare waschen". Da werden die Meridiane „durchgebürstet", und es entspannt sich die Kopfhaut. Diese Übung empfehle ich auch bei Kopfschmerzen.

Nun sind wir bereit für das eigentliche „**Kleine Taiji**"

Übungszyklus in sechs Modulen

DAS KLEINE TAIJI

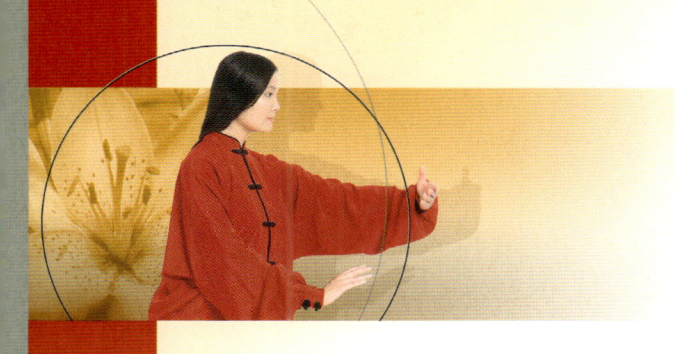

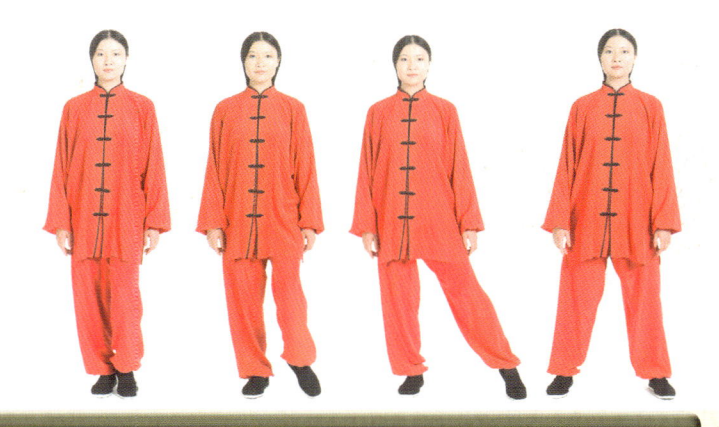

MODUL 1
Eingangsform

Natürliche und aufrechte Haltung, die Arme hängen locker mit den Handflächen nach innen an der Seite, Beine geschlossen. Blick geradeaus in die Ferne richten. Kopf und Nacken aufrecht halten und das Kinn dabei leicht anziehen! Auf keinen Fall den Bauch einziehen und die Brust herausstrecken! Entspannt, aber dennoch aufmerksam und konzentriert bleiben.

Linken Fuß nach links schieben, bis die Füße parallel zueinander schulterbreit auseinander stehen, die Zehen zeigen nach vorn.

Die Hände bleiben locker seitwärts am Körper hängen.

! FREIES ATMEN • Gewicht in der Mitte belasten – Eine gedachte senkrechte Linie durchziehen: Schulter-Hüfte-Ferse. Am „Bai-Hui"-Punkt wachsen, Schulter und Ferse locker lassen.

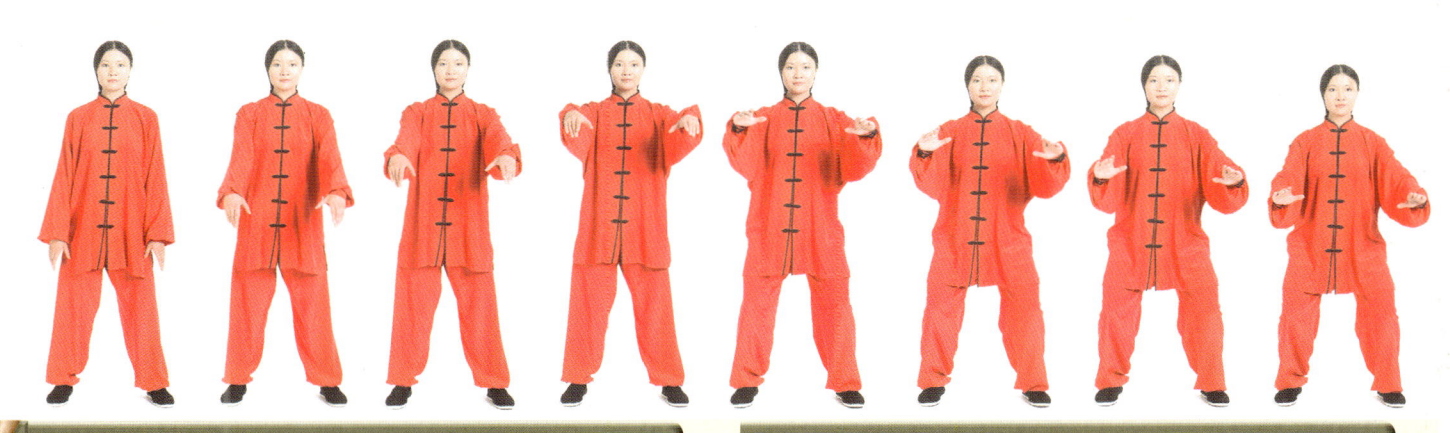

Die Füße bleiben in ihrer Position, das Gewicht ist gleichmäßig auf beide Beine verteilt.

Mit aufrechtem Oberkörper die Knie beugen, das Gewicht liegt gleichmäßig auf beiden Beinen.

Die Arme langsam nach vorn oben bis in Schulterhöhe bewegen, Handflächen nach unten. Der Bewegungsablauf soll dabei so erfolgen, als ob die Handgelenke mit Gummibändern an den Knöcheln befestigt wären. Nicht die Schultern oder Ellbogen hochziehen!

Die Handinnenflächen sanft nach unten drücken. Die Ellbogen bewegen sich dabei Richtung Knie. Ellbogen, Knie und Fußspitze sollen dabei ungefähr auf einer Linie sein. Blick geradeaus in die Ferne richten.

! YIN-BEWEGUNG: Einatmen **YANG-BEWEGUNG: Ausatmen**

Wenn die Knie gebeugt werden, die Taille locker und entspannt lassen, kein Hohlkreuz bilden! Das Senken der Arme soll mit dem Beugen der Knie in Einklang stehen. Schultergürtel und Hüften bilden ein Quadrat, das während der gesamten Form nicht verändert wird! Drehungen des Oberkörpers finden stets entlang der Wirbelsäule statt; Vor- oder Zurückkneigen bzw. Zur-Seite-Beugen ist unkorrekt.

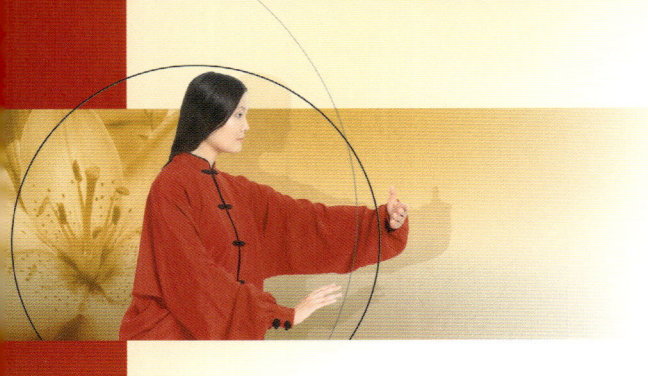

MODUL 2

„Fasse nach des Vogels Schwanz" – linksherum

**Abwehr
Streichen
Pressen
Zurückweichen
Stoßen**

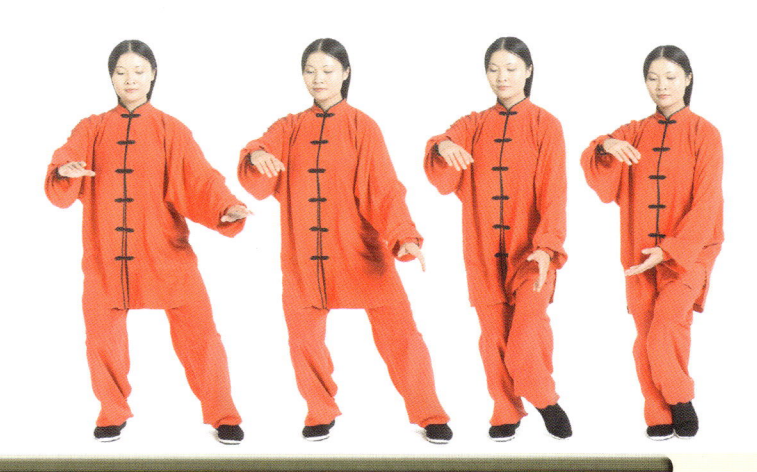

Gewicht auf das rechte Bein verlagern, den linken Fuß neben den rechten ziehen und mit dem Fußballen auf dem Boden abstellen.

Rechte Hand bogenförmig vor der rechten Brustseite anheben, Handfläche nach unten. Linke Hand bogenförmig absenken bis auf Höhe der rechten Hüfte, Handfläche zeigt nach oben. Zuletzt nehmen die Hände eine „Ballhalteposition" ein. Blick über die rechte Hand in die Ferne richten.

! **YIN-BEWEGUNG: Einatmen** • Ellbogen des oberen Armes soll hierbei nicht höher als das rechte Handgelenk sein (als ob man „ein Ei unter der Achsel tragen würde"), damit weder Schulter- noch Brustmuskulatur belastet wird.

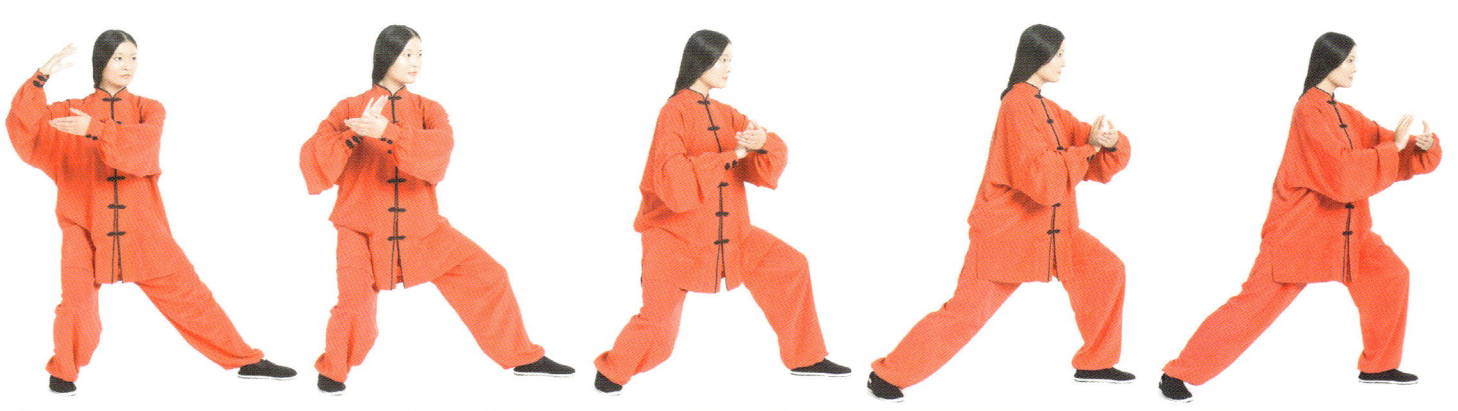

Gewicht vom rechten auf das linke Bein verlagern.

Den Oberkörper leicht nach links drehen (10 Uhr). Den rechten Arm beugen, die rechte Hand vor das linke Handgelenk platzieren. Den Oberkörper noch weiter nach links drehen (9 Uhr). Beide Hände langsam nach vorn schieben, ohne einander zu berühren, wobei die Handfläche der rechten Hand nach vorn, die der linken nach innen weist. Der linke Arm ist gebeugt. Über das rechte Handgelenk Blick in die Ferne richten.

! **YANG-BEWEGUNG: Ausatmen** • Wenn die Hände nach vorn bewegt werden, den Oberkörper gerade lassen. Die Bewegungen der Hände müssen mit der Entspannung der Taille und dem Beugen des Knies in Einklang stehen. Linkes Knie ragt dabei nicht über Fußspitzen hinaus, um das Kniegelenk zu schonen.

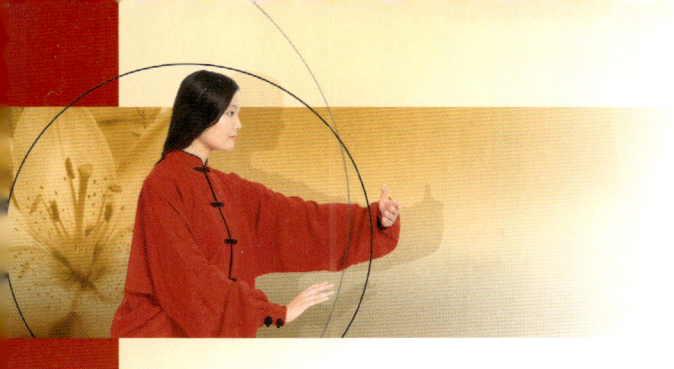

ÜBERGANG zu MODUL 3
& MODUL 3

„Fasse nach des Vogels Schwanz" – rechtsherum

Abwehr
Streichen
Pressen
Zurückweichen
Stoßen

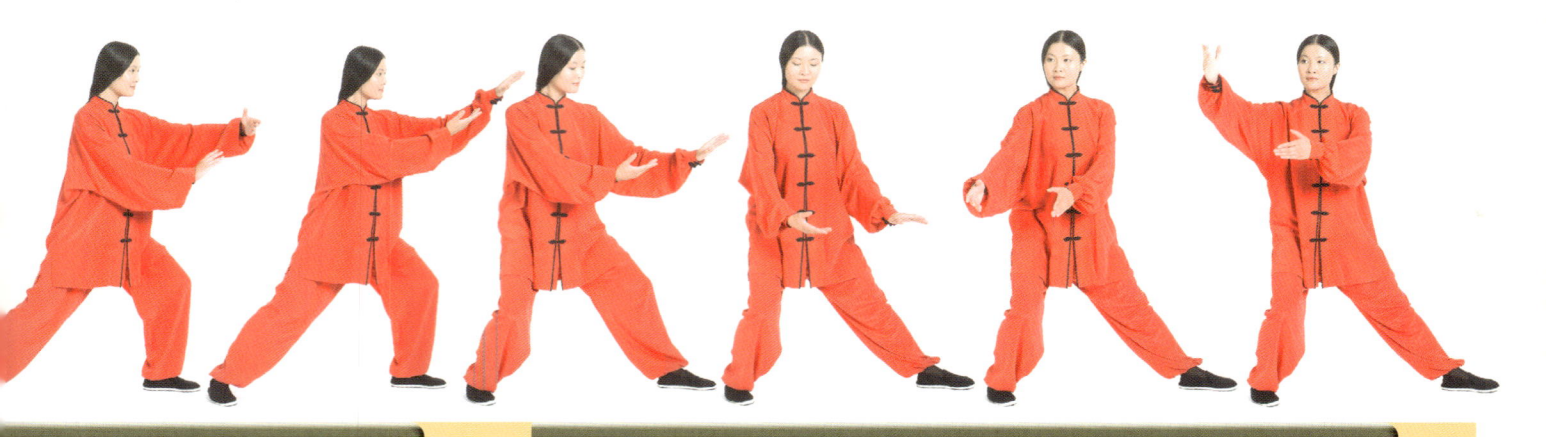

Gewicht auf dem linken Bein belassen.

Das Gewicht auf das rechte Bein verlagern.

Oberkörper leicht nach links drehen (9 Uhr), linke Hand nach vorn ausstrecken, Handfläche nach unten. Die rechte Hand unter Drehung der Handfläche nach oben führen, bis sie sich unter dem linken Unterarm befindet.

Dann den Oberkörper nach rechts drehen (1 Uhr), beide Arme nach unten führen, als ob man einen Bogen vor dem Bauch zeichnen wollte. Die rechte Hand bewegt sich weiter zur rechten Seite, wo sie in Augenhöhe mit der Handfläche nach vorn zeigt. Blick über die rechte Hand in die Ferne richten. Linke Hand folgt der Bewegung bis in Höhe der rechten Schulter, Handfläche nach innen.

YIN-BEWEGUNG: Einatmen • Wenn die Hände sich nach unten bewegen, nicht vorlehnen oder den Po herausstrecken. Die Arme sollten den Bewegungen der Taille folgen und sich im Bogen bewegen, Schultern bleiben locker. Die Kraft dabei immer Richtung Beine richten, nicht zum Oberkörper.

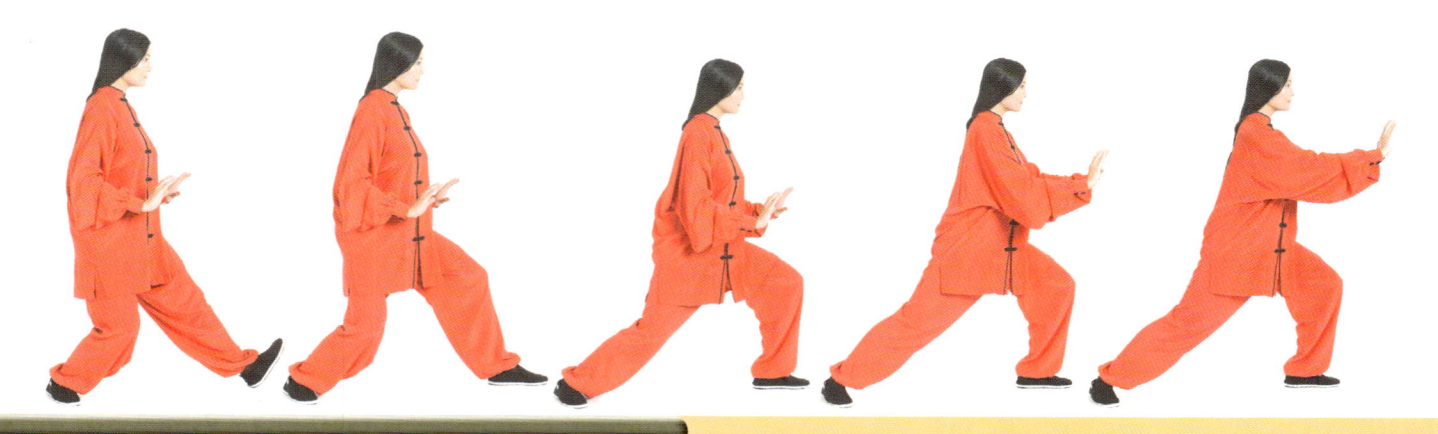

Das Gewicht langsam auf das linke Bein verlagern.

Die Hände (mit den Innenflächen nach vorn) schräg nach vorn oben bewegen, bis die Handgelenke sich in Schulterhöhe befinden. Die Bewegung dabei soll an das sanfte Wegschieben des großen Balles erinnern. In der Schlussstellung sehen Sie nach 9 Uhr, richten den Blick geradeaus in die Ferne.

YANG-BEWEGUNG: Ausatmen • Wenn die Hände nach vorn bewegt werden, den Oberkörper gerade lassen. Die Bewegungen der Hände müssen mit der Entspannung der Taille und dem Beugen des Knies in Einklang stehen. Linkes Knie ragt dabei nicht über Fußspitzen hinaus, um das Kniegelenk zu schonen.

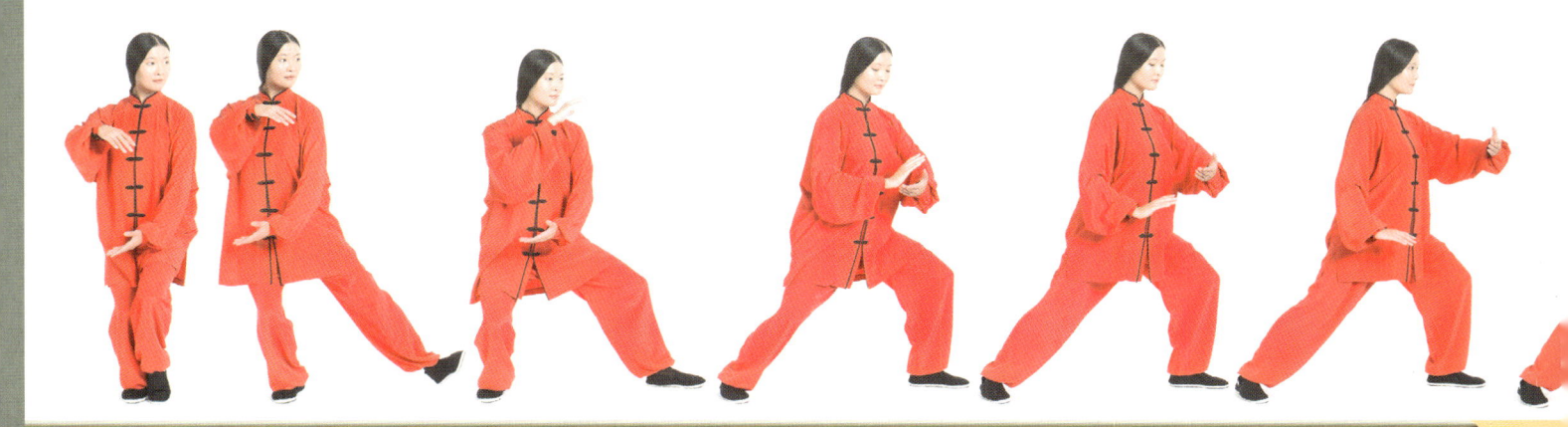

Der linke Fuß macht einen Schritt nach schräg links hinten und zeigt auf 8 bis 9 Uhr. Den Oberkörper auf 10 Uhr weiterdrehen, Gewicht auf das linke Bein verlagern, das linke Knie beugen, während das rechte Bein natürlich gestreckt bleibt.

Abgewinkelter linker Unterarm wird aus der Ballhalteposition bis in Höhe der rechten Schulter gehoben, Handfläche nach innen. Die rechte Hand fällt langsam bis auf Höhe der rechten Hüfte ab, Handfläche nach unten, Finger nach vorn. Blick über den linken Unterarm in die Ferne richten.

YANG-BEWEGUNG: Ausatmen • Auch wenn ein Arm gestreckt wird, beide Arme leicht gebeugt lassen. Das Auseinanderbewegen der Hände, die Entspannung der Taille und das Beugen des Knies müssen miteinander in Einklang stehen. Das gebeugte Knie darf dabei nie über die Fußspitze hinausragen.

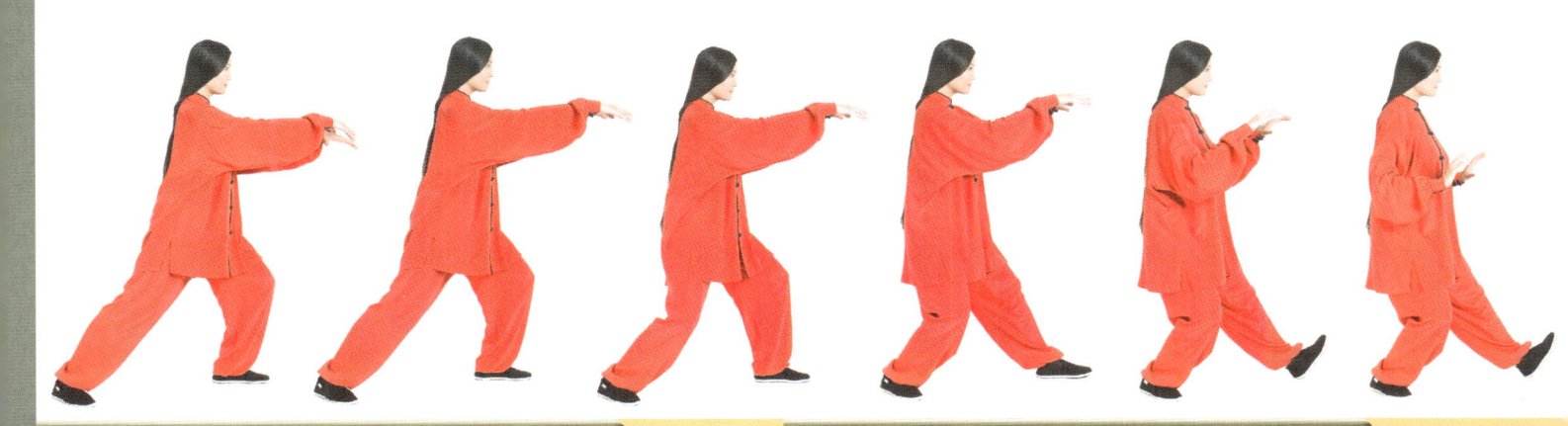

Gewicht bleibt am linken Bein.

Gewicht auf das rechte Bein verlagern, dabei den Körper zurücksetzen. Die Spitze des linken Fußes wird dabei leicht angehoben.

Während die rechte Hand sich über das linke Handgelenk streckt, sich nach vorn und neben die linke bewegt, drehen sich beide Handflächen nach unten. Hände etwa schulterbreit auseinander bewegen.

Beide Hände synchron bis vor den Bauch zurückziehen, wobei die Handflächen nach vorn und ein wenig nach unten zeigen, dabei wie an der Oberfläche eines großen Balles entlangstreichen. Blick geradeaus in die Ferne richten.

YIN-BEWEGUNG: Einatmen • Beim Zurücksetzen Oberkörper gerade halten.

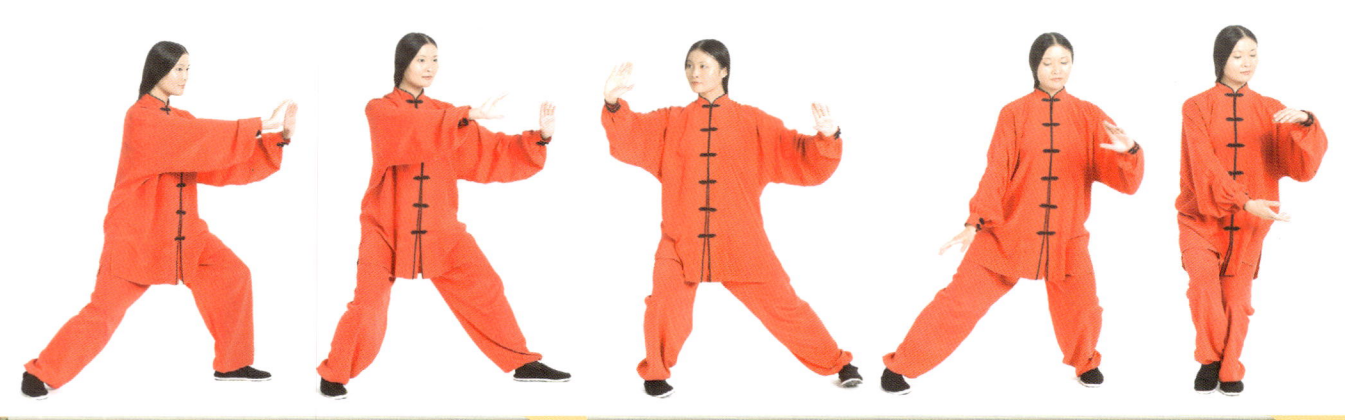

Gewicht auf das rechte Bein verlagern, Körper zurücksetzen und nach rechts drehen (12 Uhr). Die Spitze des linken Fußes wird nach innen gedreht.

Das Gewicht wird mittlerweile wieder auf das linke Bein verlagert. Der rechte Fuß wird mit dem Fußballen neben dem linken abgesetzt.

Die rechte Hand führt in der Horizontalen einen Bogen nach rechts aus.

Rechte Hand bewegt sich bogenförmig nach unten, an den Rippen vorbei bis auf Höhe der linken Taille. Die Handfläche zeigt dabei nach oben. Die linke Hand bleibt oben, Handfläche nach unten drehen. Auf diese Weise entsteht eine „Ballhalteposition" links. Über die linke Hand Blick in die Ferne richten.

FREIE ATMUNG BEI ÜBERGANGSBEWEGUNG • Beim Gewicht verlagern Schwerpunkt tief lassen, kein Auf und Ab. Kopf stets auf gleicher Höhe ruhig halten, als ob man eine Schüssel Wasser balancieren würde. Dadurch werden Wadenmuskulatur und Fußgelenk aktiviert und mit der Zeit gestärkt.

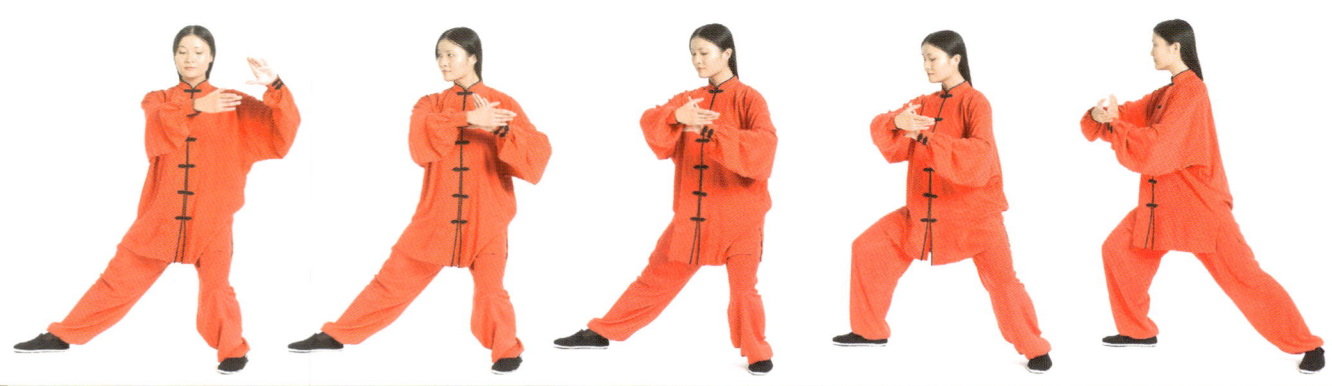

Gewicht auf das rechte Bein verlagern.

Den Oberkörper leicht nach rechts drehen (2 Uhr). Den linken Arm beugen, die linke Hand vor das rechte Handgelenk platzieren. Den Oberkörper noch weiter nach rechts drehen (3 Uhr). Beide Hände langsam nach vorn schieben, ohne einander zu berühren, wobei die Handfläche der linken Hand nach vorn, die der rechten nach innen weist. Der rechte Arm ist gebeugt. Über das linke Handgelenk Blick in die Ferne richten.

YANG-BEWEGUNG: Ausatmen • Wenn die Hände nach vorn bewegt werden, den Oberkörper gerade lassen. Die Bewegungen der Hände müssen mit der Entspannung der Taille und dem Beugen des Knies in Einklang stehen.

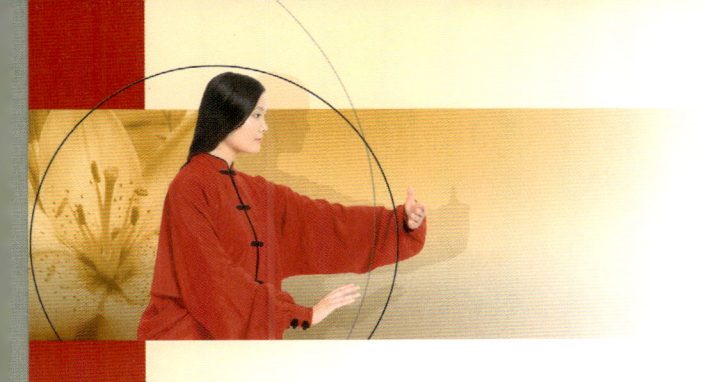

ÜBERGANG zu MODUL 4
& MODUL 4

„Fasse nach des Vogels Schwanz" – linksherum

Abwehr
Streichen
Pressen
Zurückweichen
Stoßen

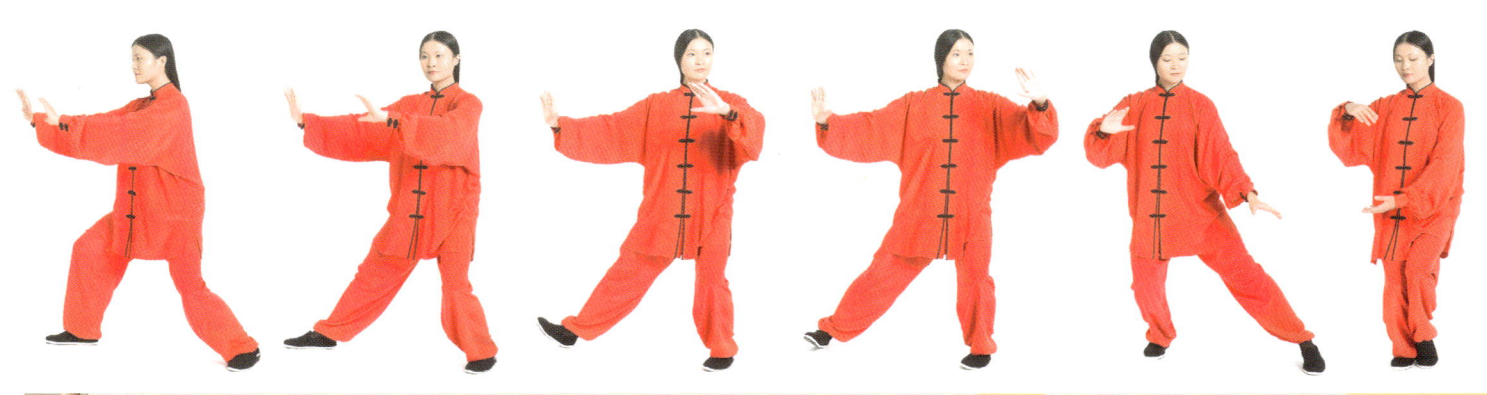

Gewicht auf das linke Bein verlagern, den Körper zurücksetzen und nach links drehen (12 Uhr). Die Spitze des rechten Fußes wird nach innen gedreht.

Das Gewicht wird mittlerweile wieder auf das rechte Bein verlagert. Der linke Fuß wird mit dem Fußballen neben dem rechten abgesetzt.

Die linke Hand führt in der Horizontalen einen Bogen nach links aus.

Linke Hand bewegt sich bogenförmig nach unten, an den Rippen vorbei bis auf Höhe der rechten Taille. Die Handfläche zeigt dabei nach oben. Die rechte Hand bleibt oben, Handfläche nach unten drehen. Auf diese Weise entsteht eine „Ballhalteposition" rechts.

! FREIE ATMUNG BEI ÜBERGANGSBEWEGUNG • Schwerpunkt tief lassen

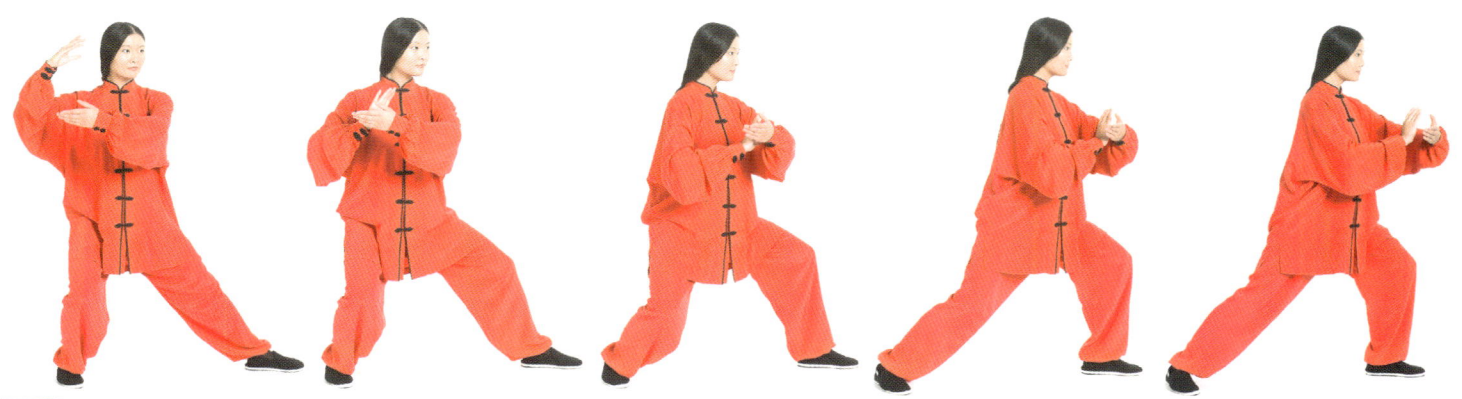

Gewicht vom rechten auf das linke Bein verlagern.

Den Oberkörper leicht nach links drehen (10 Uhr). Den rechten Arm beugen, die rechte Hand vor das linke Handgelenk platzieren. Den Oberkörper noch weiter nach links drehen (9 Uhr). Beide Hände langsam nach vorn schieben, ohne einander zu berühren, wobei die Handfläche der rechten Hand nach vorn, die der linken nach innen weist. Der linke Arm ist gebeugt. Über das rechte Handgelenk Blick in die Ferne richten.

! YANG-BEWEGUNG: Ausatmen • Wenn die Hände nach vorn bewegt werden, den Oberkörper gerade lassen. Die Bewegungen der Hände müssen mit der Entspannung der Taille und dem Beugen des Knies in Einklang stehen. Linkes Knie ragt dabei nicht über Fußspitzen hinaus, um das Kniegelenk zu schonen.

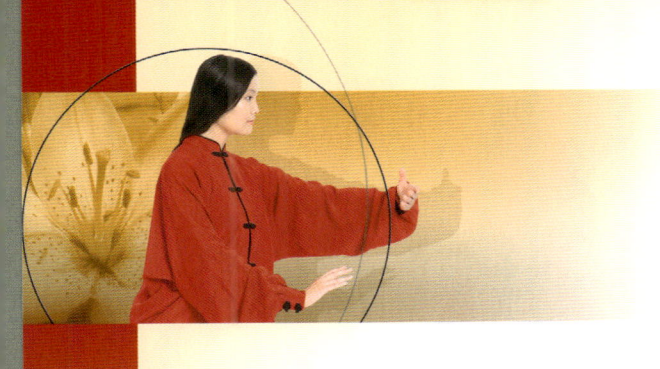

MODUL 5
Übergang & Kreuzen der Hände

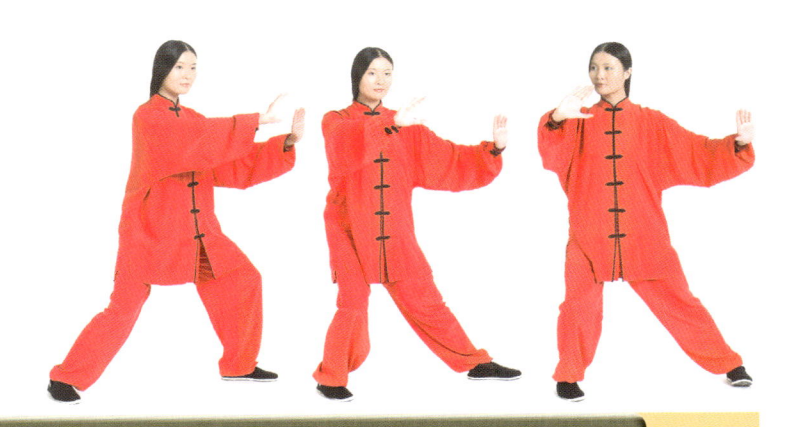

Rechtes Knie beugen und Körper zurücksetzen, das Gewicht dabei auf das rechte Bein verlagern. Der Körper dreht sich nach rechts (auf 1 Uhr), die Zehen des linken Fußes weisen nach innen.

Im Zuge der Körperdrehung bewegt sich die rechte Hand in einer halbkreisförmigen Bewegung zur rechten Seite (bis in Schulterhöhe), wobei die Innenflächen beider Hände nach vorn zeigen und die Ellbogen leicht angewinkelt sind (siehe auch Übergang oben).

FREIE ATMUNG · Kopf auf gleicher Höhe ruhig halten. Schultern nicht heben.

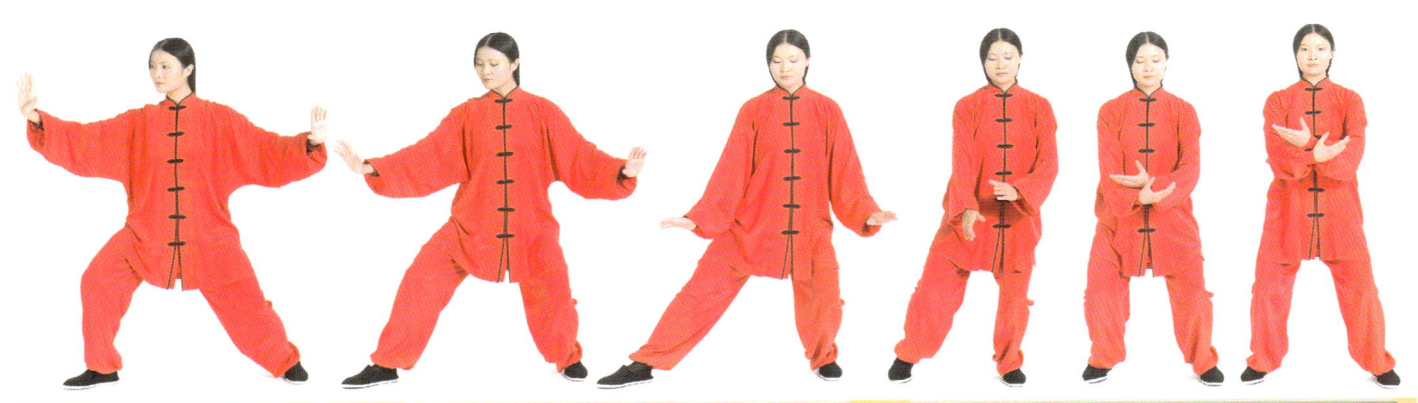

In der Zwischenzeit die rechte Fußspitze leicht nach außen wenden, Gewicht weiter auf dem rechten Bein belassen.

Das Gewicht langsam auf das linke Bein verlagern. Dann den rechten Fuß auf den linken zubewegen, sodass die beiden Füße parallel und schulterbreit voneinander entfernt stehen.

Die Beine werden nach und nach gestreckt.

Blick über die rechte Hand in die Ferne richten.

Beide Hände nach unten führen und sie vor dem Bauch kreuzen, wobei die linke körpernäher ist.

Die gekreuzten Hände auf Halshöhe heben. Die rechte Hand liegt dabei außen, beide Handflächen weisen nach innen. Blick gerade in die Ferne richten.

Wenn sich die Hände kreuzen oder wieder trennen, nicht nach vorn lehnen! Wenn die Füße in parallele Lage gebracht werden, den Körper in natürlicher Weise aufrecht halten, Kopf nach oben, Kinn leicht angezogen (wie beim Frisör!). Die Arme in einer leicht gerundeten, bequemen Haltung belassen. Schultern und Ellbogen sollten unten sein. Schlussposition: 12 Uhr.

MODUL 6
Schlussform

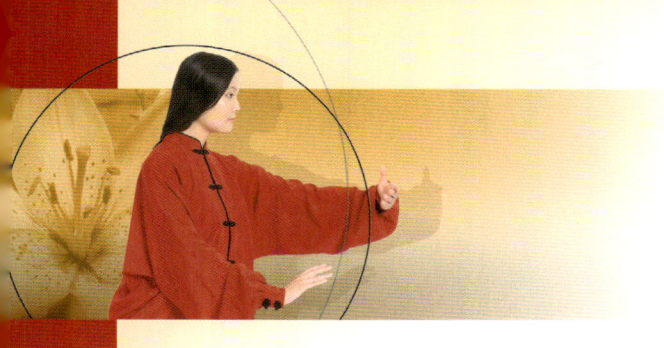

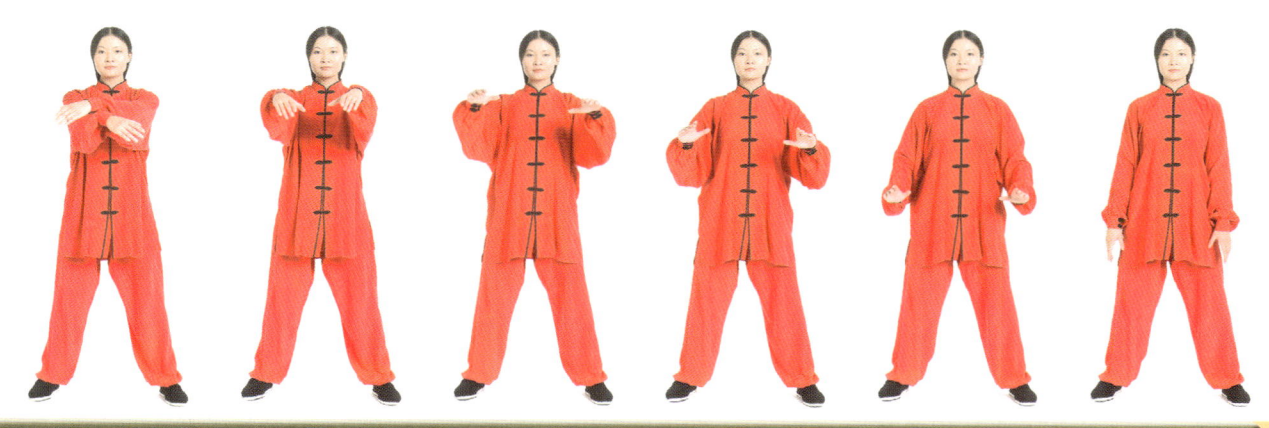

Beine schulterbreit auseinander stellen, die Zehen zeigen nach vorn.

Beide Handflächen in Schulterhöhe nach vorn und unten drehen, die Hände schulterbreit parallel öffnen, dann gleichzeitig neben die Hüften absenken. Blick gerade in die Ferne richten.

! Immer daran denken: Den ganzen Körper entspannt lassen! Wenn die Hände gesenkt werden, tief einatmen, dann langsam wieder ausatmen. Nachdem der Atem wieder gleichmäßig geworden ist, dreimal „Qi" sammeln (siehe Aufwärmübungen). Den linken Fuß neben den rechten stellen. Eventuell gönnen Sie sich nun eine Abschlussmassage (siehe Aufwärmübungen). Nun kann neue Lebensfreude in dem – soeben von Ihnen selbst geschaffenen – Raum auch richtig Platz greifen.

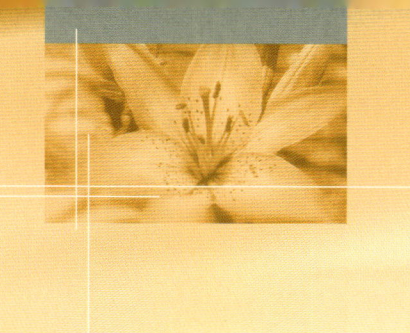

Teil 3 Taiji – Wie es war und wie es ist

Die frühe Geschichte des Taiji liegt im Dunkel der Menschheitsgeschichte. Es lässt sich weder eine genaue Gründungszeit noch ein Begründer mit Sicherheit bestimmen. Denn die großen Meister geben von jeher ihre Techniken und Übungen nur an wenige Schüler ihres Vertrauens weiter und legen selten etwas schriftlich fest. Übrigens: Frauen konnten überhaupt nur an diese Lehren gelangen, wenn sie sich verpflichteten, niemals zu heiraten. Da Taiji seinen Aufbau und seine Grundprinzipien am taoistischen Gedankengut ausrichtet, können wir seinen Ursprung auch dort vermuten.

Wie Yin & Yang
wirklich zueinander stehen

Die Grundidee des Taiji ist die Philosophie des Yin und Yang, die im I Ging („Das Buch der Wandlungen") dargestellt ist. Man glaubt demnach seit frühesten Zeiten in China, dass die Lebenskraft „Qi" die Quelle allen Lebens ist.

Zum Ausdruck kommt diese Lebensenergie in den gegensätzlichen Kräften Yin und Yang.
Sie repräsentieren alle polaren Eigenschaften und Erscheinungen, wie Ruhe und Bewegung, Plus und Minus, Zusammenziehen und Öffnen, dunkel und hell, zurück und vorwärts, Mond und Sonne, schwach und stark, passiv und aktiv, leer und voll und so weiter.
Yin und Yang bilden somit, als sich ständig ausgleichende Gegensätze, eine nicht zu trennende Einheit.

Und auch die Taiji-Übungen folgen diesem System perfekt: Jede Bewegung hat ihren Gegenpart, auf ein Heben folgt ein Senken, auf ein Vorwärts ein Rückwärts, auf eine schließende Bewegung eine sich öffnende, auf Energiesammeln ein Energieaussenden; alles geschieht in einem fortwährenden Wechsel, in dem es keine Unterbrechungen gibt.
Das kreisförmige Symbol, in dem Yin jeweils die dunkle, Yang die helle Seite eines Kreises einnimmt, heißt *Taiji-Symbol*. Viele kennen es, wie es aber entstanden ist, wissen nur die wenigsten.
Ich will es Ihnen nicht vorenthalten:
Laut Überlieferung soll vor 2000 Jahren ein chinesischer Weiser von einem Gebirge in ein Tal hinuntergeblickt haben. Dort trafen zwei Flüsse aufeinander und bildeten einen Strudel. Ein Fluss führte Sand mit sich, sein Wasser war gelblich, schmutzig. Der andere Fluss war klar und rein. Der Strudel zog die beiden Flüsse zusammen, schuf eine Mischung, in der jeder Fluss für sich war und dennoch Elemente des anderen in sich trug.

Der Weise war unendlich fasziniert von dem Bild – einerseits war es unglaublich schön anzusehen und andererseits auch ein Symbol für den Lauf des Lebens – in dem es kein Ende und keinen Anfang gibt, alles ineinander fließt. Daraus entstand schließlich das Taiji-Zeichen, das später auch die Taoisten übernahmen.

Übrigens: Im Westen wird dieses Symbol auf die verschiedenste Weise abgebildet, doch selten richtig. Manchmal kreuzen die Farbhälften von links nach rechts, andere haben Schwarz unten, Weiß oben oder umgekehrt.
Korrekt ist aber nur jene Ausführung, bei der eine S-Form zu sehen ist. Die schwarze Hälfte ist unten, die weiße oben. Weiß beinhaltet durch den dunklen Kreis Schwarz, und umgekehrt beinhaltet Schwarz auch Weiß, es gibt so kein Ende und keinen Anfang, es geht alles ineinander über.
Taiji wird übrigens auch „die Mutter von Yin und Yang" genannt, es ist das allerhöchste Prinzip, für das es keine Deutung mehr gibt, da es über der Welt aller Gegensätze steht. Der Begriff Taiji bedeutet dabei so viel wie „höchst", „äußerst", „absolut" und „einzigartig".

水到渠成

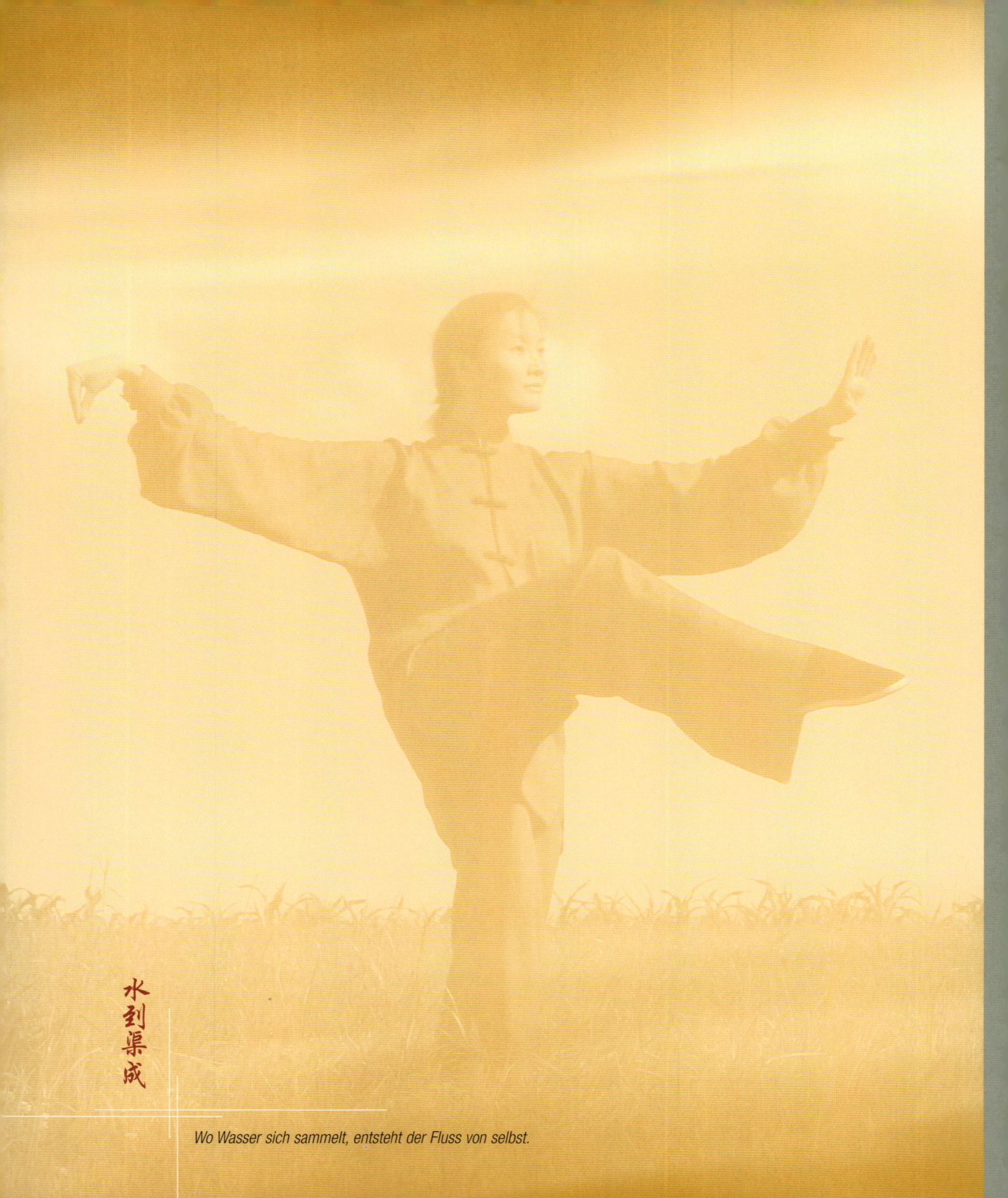

Wo Wasser sich sammelt, entsteht der Fluss von selbst.

Die wichtigsten Stile

Der Chen-Stil

Im 17. Jahrhundert begann Chen Wang-Ting (1597 bis 1664) als Erster seiner Familie mit Taiji. Er wurde stark von Qi Xu-Guang (1528 bis 1587) beeinflusst, der als berühmter Boxer zahlreiche Schriften über seine Kenntnisse verfasste.

Die Chen-Familie hielt ihr Wissen über 200 Jahre geheim und unterrichtete zunächst nur Familienmitglieder. Der Chen-Stil ist schwer zu erlernen. Er enthält teilweise schwierige Sprünge, unterschiedliche Geschwindigkeiten, schnelle Drehungen und wird durchwegs mit stark gebeugten Knien geübt.

Im Laufe der Zeit wurden noch weitere Stile entwickelt. Popularität hat aber vor allem der Yang-Stil erlangt.

Der Yang-Stil

Anfang des 19. Jahrhunderts gelang es Yang Lu-Ch'an (1799 bis 1872), von Meister Chen Chang-Hsing (1771 bis 1853), obwohl zuerst bei ihm als Hausdiener tätig, als Schüler angenommen zu werden. Er wurde nie in einem Kampf besiegt, erhielt deshalb den Beinamen „Wu Di" (= der „Unüberwindbare"). Er war der Begründer des nach ihm benannten Yang-Stils.

Yang Lu-Ch'an beschäftigte sich eingehend mit dem philosophischen Hintergrund des Taiji und beanspruchte für sich, es wieder an seiner ursprünglichen Form ausgerichtet zu haben.

Sein Stil kann von jedem erlernt werden. Er zeichnet sich durch sanfte, fließende Bewegungen bei gleich bleibender Geschwindigkeit aus, aus ihm entwickelten sich noch weitere Stile, darunter der Wu-Stil, der auf Wu Chien-Ch'uan (1870 bis 1942) zurückgeht.

Im ersten Teil der Einzelübung, der „Fasse nach des Vogels Schwanz" genannt wird, findet man als **Kennzeichen** des **Yang-Stils** die fünf Stellungen: **Abwehr**, **Streichen**, **Pressen**, **Zurückweichen** und **Stoßen**.

Das kann Taiji Quan bewirken

Gute Wirkung auf Körper, Geist und Seele – das versprechen viele Techniken. Doch nicht alle können die Erwartungen auch erfüllen. Bei Taiji Quan ist das anders. Was Taiji-Quan-Praktizierende längst selbst verspürt haben, wird auch seit Jahrzehnten international durch wissenschaftliche Studien untermauert. Es gibt bereits viel an Literatur über die speziellen Untersuchungen, auch im Internet findet sich zum Thema „Taiji und seine Wirkung auf die Gesundheit" viel Interessantes.

Zusammengefasst zeigt sich durch die Forschungen, dass Taiji die **Atmung**, die **Haltung**, die **Konzentration** verbessert. Man hat **mehr Energie**, **lebt gesünder**, **fühlt sich wohler** und kann **Stress viel leichter bewältigen**. **Taiji** verbessert **Geschicklichkeit**, **Kraft**, **Gleichgewicht**, **Flexibilität**, **Stabilität**. Es schont den **Bewegungsapparat**, erhöht die **Spannkraft** der **Muskeln**, **Sehnen** und **Bänder**.

Taiji reguliert außerdem nachweislich den Blutdruck, behebt Schlafstörungen, hilft gegen Migräne, Spannungskopfschmerzen, Reizmagen, Verdauungsprobleme und Rückenschmerzen. Herz-Kreislauf-Patienten profitieren davon genauso wie Menschen mit orthopädischen Problemen oder Diabetiker.

人老心不老

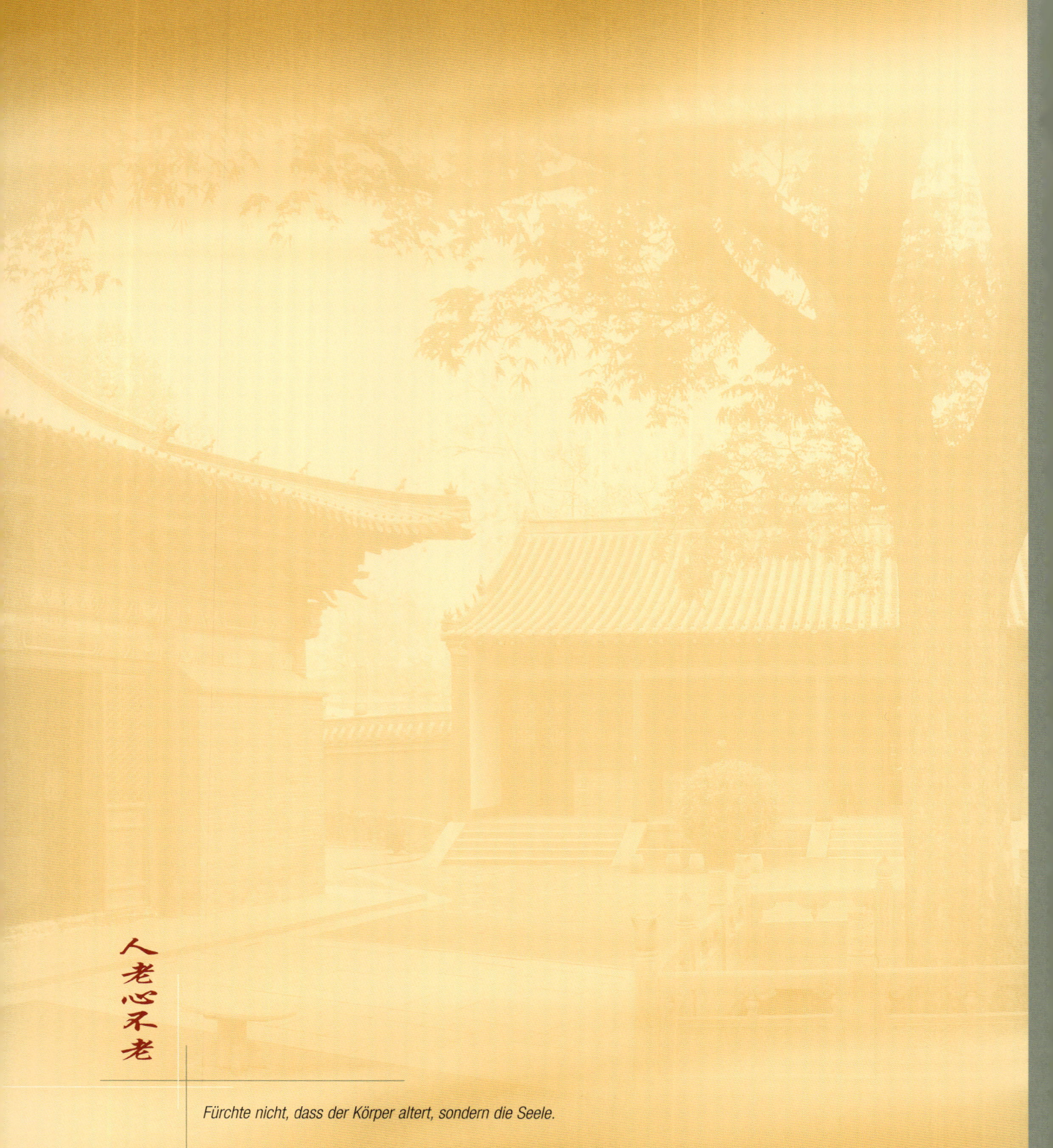

Fürchte nicht, dass der Körper altert, sondern die Seele.

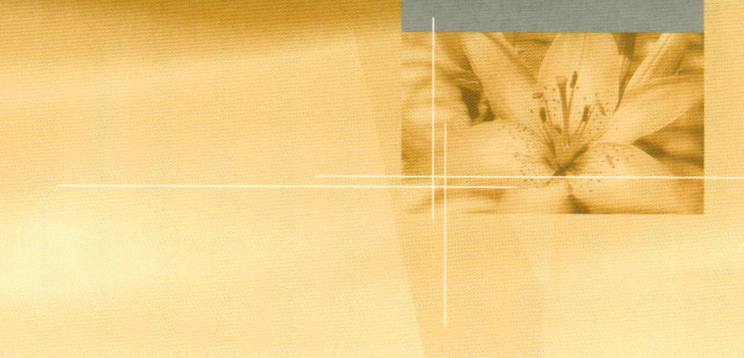

Rundum gesund

„Taiji gibt uns den Geistesfrieden eines Weisen, die gesundheitliche Robustheit eines Holzfällers und die Gelenkigkeit eines Babys."

Taiji Quan hat also erwiesenermaßen eine positive Wirkung auf unser Gesamtbefinden. Wir haben es hier aber nicht mit Gymnastik zu tun, die nur auf den Körper beschränkt wirkt, sondern mit einem Übungssystem, das an der Ganzheit des menschlichen Wesens ausgerichtet ist. In der klassischen Lehre heißt es dazu: „Taiji gibt uns den Geistesfrieden eines Weisen, die gesundheitliche Robustheit eines Holzfällers und die Gelenkigkeit eines Babys."

Das Wissen um die Lebenskraft „Qi" ist im Westen erst durch die Akupunktur bekannt geworden. Die Übungen beim Taiji sind so angelegt, dass sie die Lebenskraft anregen, durch den Körper zu fließen. Dadurch wirken sie Stauungen in den Meridianen entgegen, frischen das „Qi" quasi auf.
So erklärt sich die allgemein energetisierende und heilende Wirkung von Taiji.
Gleichzeitig entwickelt Taiji das Energiezentrum, das Untere Tan-Tien genannt wird. Es befindet sich unterhalb des Nabels (siehe „Auf den Punkt gebracht", Seite 19) und ist einer Batterie vergleichbar, die durch die Übungsfolge aufgeladen wird.

„Alle Krankheit kann gebannt werden", heißt es dazu in den traditionellen Schriften, wenn das Energiezentrum so weit entwickelt ist, dass ausgeglichenes „Qi" im Körper zirkuliert.

Im Allgemeinen wirkt die langsame, ruhige Art der Bewegung beim Taiji entspannend und baut so Überreiztheit, Nervosität und andere Stress-Erscheinungen ab.
Taiji macht den Müden wach, den Gestressten ruhig, den Angespannten locker, den Schwachen stark, den Abgelenkten konzentriert – es reguliert also alle Zustände in Richtung Idealzustand.
Muskeln, Sehnen, Gelenke und Knochen werden im Alltag meist einseitig gefordert. Das ist mit ein Grund, dass Erwachsene bei zunehmendem Alter immer steifer und unbeweglicher werden.

Taiji wirkt all diesen Problemen entgegen: Bei aller Sanftheit in der Durchführung werden dennoch alle Muskeln, Sehnen und Gelenke mit einbezogen und damit deren Flexibilität bewahrt; gleichzeitig wird die Knochendichte nachweislich erhöht.

Ein gerader Rücken sorgt für Entzücken

„Alle Krankheit kommt von der Wirbelsäule."

„Alle Krankheit kommt von der Wirbelsäule", besagt ein altes chinesisches Sprichwort.
Nicht so weit hergeholt: Die aufrechte Haltung gehört zum Bauplan des Menschen, unsere Organe liegen auf engstem Raum beieinander. Bei schlechter Rückenhaltung werden sie zusammengepresst und nehmen so auf Dauer in ihrer Funktion Schaden. Taiji kräftigt die gesamte Rückenmuskulatur und hilft uns, eine aufrechte Rückenhaltung einzunehmen.

Ein krummer Rücken bedeutet aber auch ein Zusammenpressen der zwischen den Wirbeln befindlichen Bandscheiben. Taiji kann diesen Schäden entgegenwirken. Die gerade Haltung des Rückens – das Gesäß sinkt nach unten, der Kopf drückt nach oben gegen einen imaginären Widerstand – bewirkt einen Dehneffekt der Wirbelsäule, wodurch die Bandscheiben von ihrem Druck befreit werden, sodass sie sich wieder mit Nährflüssigkeit füllen können.

Durch die spezielle Atmung beim Taiji Quan wird die Flexibilität des Zwerchfells und der Bauchmuskeln wieder hergestellt, zusätzlich die Verdauung durch die massierende Bewegung unterstützt. Die langsamen Bewegungen beim Taiji Quan helfen, jene Ruhe und Konzentration zu finden, die die notwendige tiefe Atmung erst möglich macht.
Einer der großen Vorteile der Bauchatmung ist die Entlastung des Herzens. Durch das im Unterbauch entstehende Druckgefälle beim Aus- und Einatmen unterstützt sie das Nach-oben-Pumpen des Blutes.

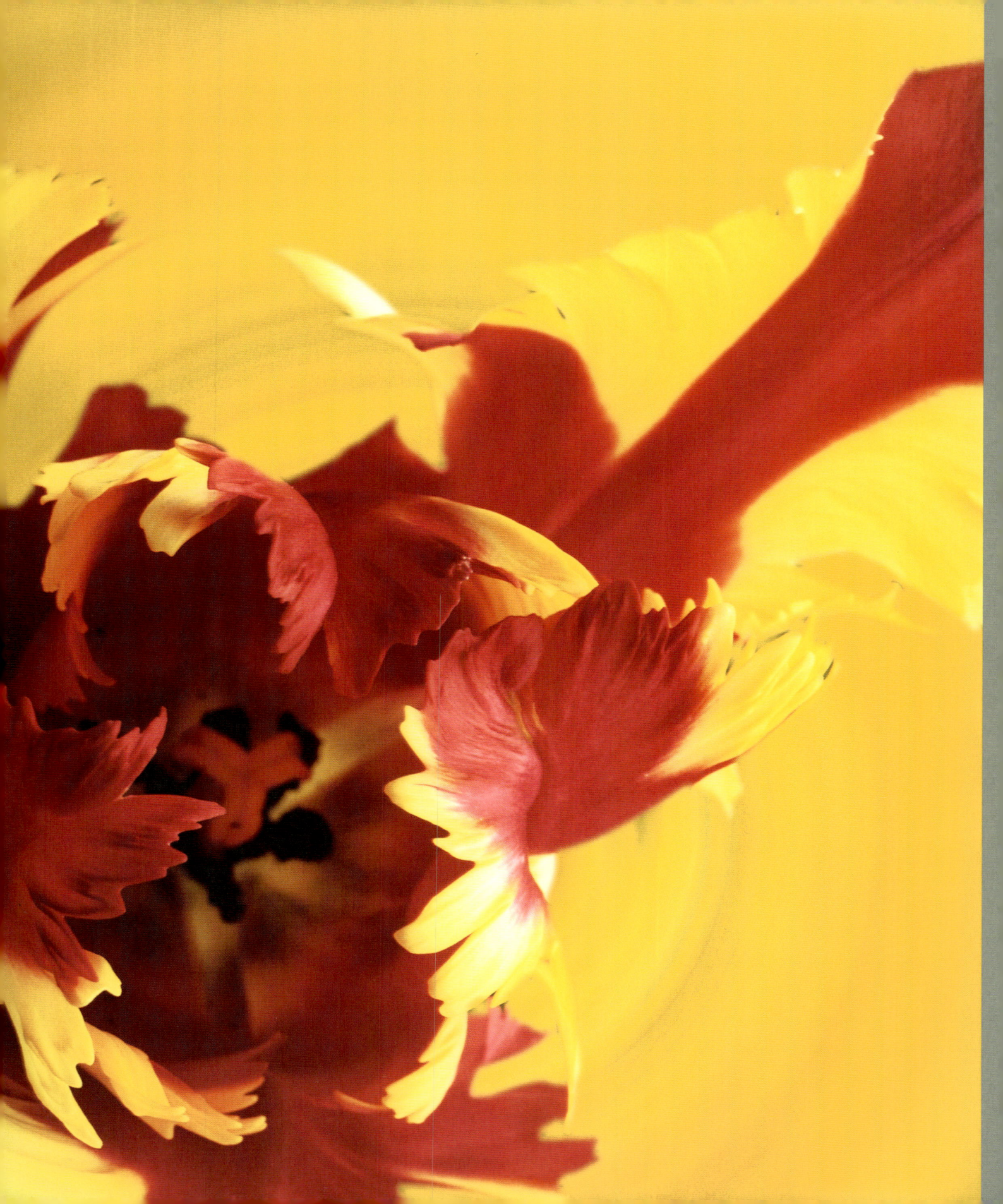

Verteidigung wie von selbst

Die optimale Selbstverteidigung muss im Einklang mit der Natur des Menschen geschehen.

Taiji Quan gehört zu den chinesischen Kampfkünsten. Diese werden grundsätzlich in zwei Richtungen unterteilt: in die sanfte oder innere Schule und in die harte oder äußere Schule. Viele Kung-Fu- und Kampfsportarten wie Karate, Taek Won Do usw. gehören zur harten Schule. Bei diesen geht es in der Hauptsache darum, Kraft, Schnelligkeit, Reaktion und Körperbeherrschung zu entwickeln und so wirksam wie möglich anzuwenden.

Die sanfte Schule hingegen baut ihre Art der Verteidigung auf einer ganz anderen Idee auf. Nach ihr muss die optimale Selbstverteidigung im Einklang mit der Natur des Menschen geschehen. Das beruht auf der Erkenntnis, dass der menschliche Körper zum größten Teil aus Wasser besteht. Demnach kann ein Training, das auf äußere Härte und Körperkraft ausgerichtet ist, nicht angemessen sein.

Vom Wasser sind zwei Haupteigenschaften bekannt: Auf der einen Seite sanft und nachgiebig, zeigt es auf der anderen unüberwindliche Stärke.

Und da ist ihm Taiji ähnlich. Die Taiji-Bewegungen, immer wieder voll kontrolliert im Zeitlupentempo („wie unter Wasser …!") geübt, werden in einer körperlichen Auseinandersetzung dann blitzschnell ausgeführt. Dabei entwickelt der Taiji-Kämpfer eine ganz spezielle Qualität der Stärke. Denn durch regelmäßiges Taiji wird nicht nur die Gesundheit gefördert, sondern auch Ausdauer und Körperbeherrschung. Die positive Wirkung auf unser Nervensystem und das Geschmeidighalten der Muskeln und Sehnen tragen zu Schnelligkeit und Reaktionsfähigkeit bei.

Nachgeben und dennoch verwurzelt sein

„Mit vier Unzen Kraft kannst du 1000 Pfund vernichten."

Beim Taiji wird nicht Kraft gegen Kraft gesetzt. Das Harte durch das Sanfte und Nachgebende zu überwinden, gehört zur Philosophie.

Man folgt in der Übung dem **Prinzip des Nachgebens**, d. h. man lernt, einer Kraft nachzugeben, ohne den Kontakt mit dem Partner zu verlieren, und sich dabei seiner Geschwindigkeit anzupassen.

Die Entwicklung der Empfindsamkeit ist dabei von großer Bedeutung.

Das bedeutet für den Fall eines Kampfes, dass ein Gegner weder treffen noch fassen kann – was immer er auch für eine Technik nutzen will, sie bleibt unanwendbar.

Die runden Bewegungen beim Taiji Quan neutralisieren eine große Kraft, ohne ihr Widerstand entgegenzusetzen. Wenn sich die Kraft des Angreifenden durch Nachgeben selbst verbraucht hat, dann genügt meist ein Bruchteil dieser Kraft, den Gegner aus dem Gleichgewicht zu bringen. „Mit vier Unzen Kraft kannst du 1000 Pfund vernichten", heißt es dazu in den klassischen Schriften.

Um das Prinzip des Nachgebens vollends zu verwirklichen, kommt auch eine andere Grundregel des Taiji zum Tragen:

Das Wurzeln

Taiji erfordert ja, dass der Körper mühelos und entspannt agiert. Alle Kraft soll dabei nach unten zu den Fußsohlen sinken. Später bringt uns dieses Wurzeln das Gefühl, als würde man magnetisch am Boden haften, quasi direkt im Boden zu wurzeln. Man wird bei der Selbstverteidigung zu einem Stehaufmännchen, das nicht umgeworfen werden kann.

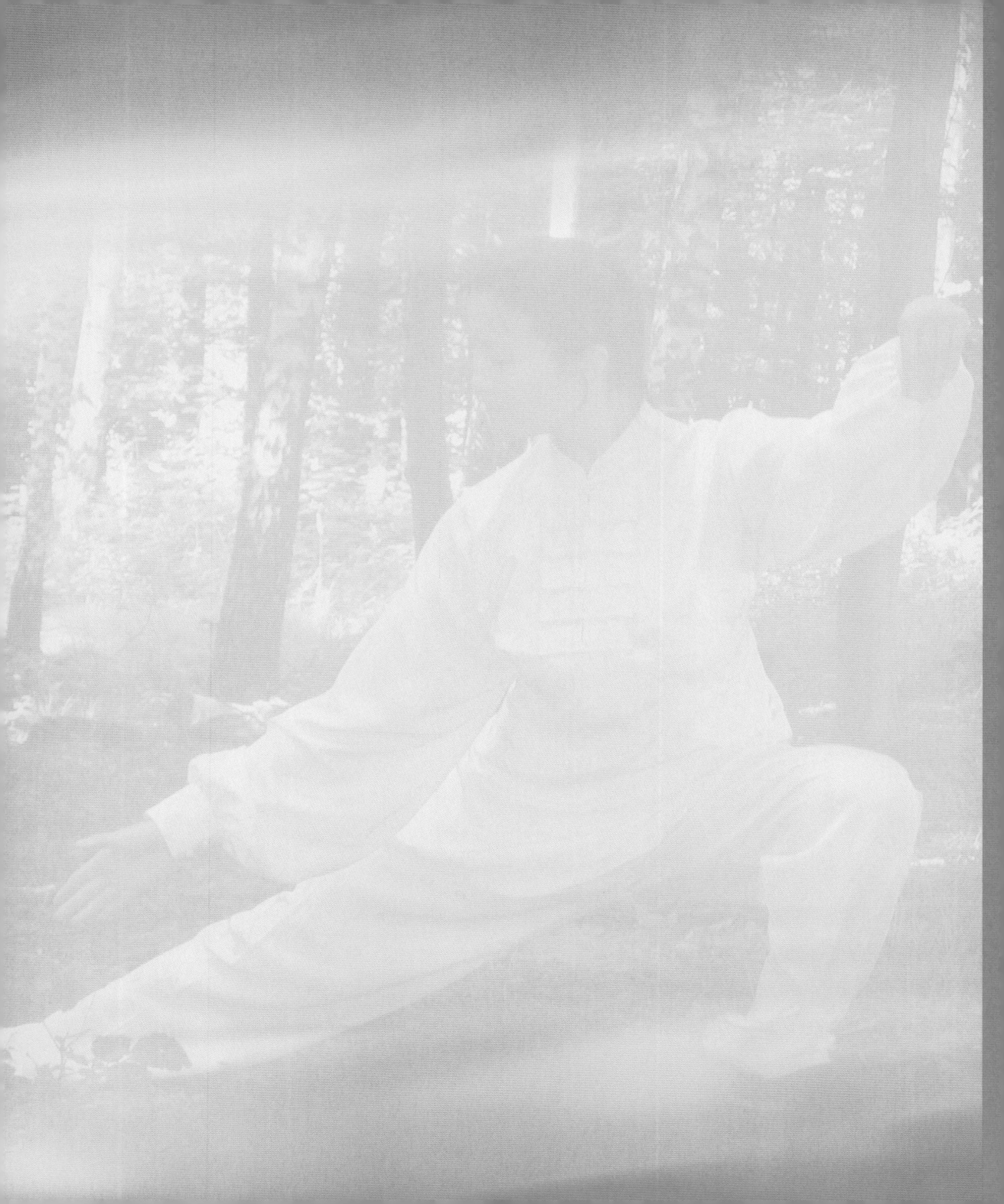

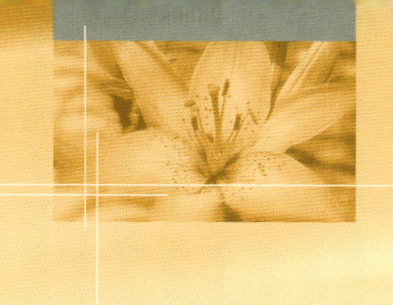

Das Qi (Lebenskraft)

„Qi" (sprich: Tschi) bedeutet so viel wie Vital- oder Lebensenergie. **Eine unsichtbare, aber lebenswichtige Substanz, die alles Lebendige durchströmt und erhält.** In unserem Körper gibt es 14 Meridiane, Energielinien, die das Qi durch den ganzen Körper leiten wie Adern das Blut. Diese innere Energie muss fließen. Gibt es Blockaden, wird der Mensch krank.

Blockaden des Qi-Flusses können durch übermäßigen Stress, körperliche Fehlhaltungen, schlechte Atmung, falsche Ernährung, Schlafmangel oder schädliche Umwelteinflüsse entstehen. Weil dadurch bestimmte Bereiche des Körpers mit Qi unterversorgt werden und sich in anderen die Energie aufstaut, kommt es schließlich zu Qi-Mangel- oder Qi-Überschuss-Erkrankungen. Überhaupt geht die chinesische Medizin davon aus, dass mehr als 80 Prozent der Krankheiten auf psychische Blockaden des Qi-Flusses zurückzuführen sind.

Alle Prinzipien des Taiji Quan sind darauf ausgerichtet, dieses Qi zugänglich zu machen:
Die Haltung muss korrigiert werden, der Körper soll in der Bewegung aufrecht sein. Damit kann das Qi absinken.
Damit die Energiezentren entwickelt werden, ist auch die tiefe Atmung notwendig.
Und: Da das Qi nicht auf rein physischen Prinzipien beruht, müssen alle Taiji-Quan-Übungen mit voller Aufmerksamkeit von Körper und Geist ausgeführt werden.

Taiji Quan und die Meditation

Durch die Übung entwickeln sich die inneren Kräfte und öffnet sich das kosmische Bewusstsein des Menschen.

Meditation ist ein Weg, mehr über sich selbst zu erfahren. Das gängige Vorurteil ist bekannt: „Meditieren? Ist das nicht etwas für vergeistigte Yogis, die wochenlang ohne zu essen in einer Berghöhle in Tibet sitzen und auf die Erleuchtung warten?"
Weit gefehlt. Meditation bedeutet nicht, sich vom Leben zurückzuziehen, sondern hilft uns im Gegenteil, voll und bewusst zu leben.
Es gibt viele Meditationsarten, die sich unterschiedlicher Übungen bedienen. Gemeinsam aber ist allen eine gewisse Atemtechnik, eine gerade Rückenhaltung und geistige Sammlung.
Auch das Ziel ist letztlich das gleiche, ob das nun mit „Erleuchtung", „Einswerden mit dem Universum" oder sonst wie umschrieben wird:
Durch die Übung entwickeln sich die inneren Kräfte und öffnet sich das kosmische Bewusstsein des Menschen.
Die Taiji-Meditation folgt dem Weg der Mitte, sucht das Ideal also im Gleichgewicht von Yin und Yang. Um diesem Ideal nahe zu kommen, muss der Mensch erst einmal fest in sich selbst verankert sein, er muss seine eigene Mitte gefunden haben. Dieses Zentrum des Menschen befindet sich im „Unteren Tan-Tien" (Energiezentrum, siehe „Auf den Punkt gebracht", Seite 19), das knapp unterhalb des Nabels lokalisiert ist.
Die Übungen sind so angelegt, dass alle Bewegungen mit dem Zentrum verbunden sind und seiner Stärkung dienen.
Die Entwicklung des Tan-Tien gehört zu den Grundlagen des Taiji. In fortgeschrittenen Stadien gilt es auch die Entwicklung der anderen Energiezentren (indisch = Chakras) und schließlich die Verbindung ihrer spezifischen Kräfte zu erreichen.

Die Konzentration auf die Übung stärkt die geistigen Kräfte. Die Kraft des Geistes wiederum hilft, richtiges Atmen und „Qi" zu entwickeln. Bei der korrekten Ausführung von Taiji wird somit der Geist zum Motor der Übung. Er lenkt das „Qi", das mit dem Atem verbunden ist, und der Fluss des „Qi" lenkt die Bewegung.

大智若愚

Oft verbirgt sich ein wahrhaft Weiser hinter dem Anschein der Tölpelhaftigkeit.

Die Praxis des Taiji erfordert die gleiche geistige Ruhe und Konzentration wie die bekannten Meditationsübungen anderer Systeme, die meistens im Lotussitz ausgeführt werden. Im Gegensatz dazu heißt es aber beim Taiji, dass Stille in der Bewegung gefunden wird.

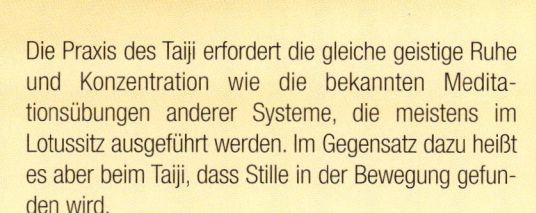

Und nun kommen wir zur wichtigsten Erkenntnis, dem eigentlichen Sinn der Taiji-Übung:

Das Geheimnis des Lebens Taiji als Meditation in Bewegung folgt auf jeder Ebene dem Yin-Yang-Prinzip.

Das wird in der chinesischen Philosophie als der „Pulsschlag des Lebens" und als Grundlage der Naturgesetze angesehen.

Lass den Kopf los Dahinter verbirgt sich die fundamentale Erfahrung des Wesens der menschlichen Natur und das Geheimnis des Lebens: Denn das Ziel der Übung ist es, den Dualismus des Yin-Yang-Prinzips zu durchbrechen und somit die Einheit mit dem ungeteilten Prinzip Taiji zu erlangen.

Sie erinnern sich: Taiji wird auch als die Mutter von Yin und Yang bezeichnet, also „das höchste Prinzip, über dem nichts mehr steht".

Wir wälzen bestehende Probleme (sogar solche, die gar keine sind). Taiji bringt uns das bei allen Meditationen angestrebte Stillwerden der intellektuellen Tätigkeit. Und das ist in unserer Zeit ein wahrer Segen. Denn der Intellekt, der in Wahrheit nur eine Teilfunktion des Geistes darstellt, nimmt in unserer Gesellschaft eine so beherrschende Stellung ein, dass man mit Recht behaupten kann, unser Zentrum hat sich zum Kopf hin verlagert. Dadurch wird auch das Qi nach oben dirigiert und dort festgehalten. Wer kennt nicht die Folgen: Wir werden beherrscht von Gedanken an Erlebnisse von gestern und heute, Überlegungen und Ideen, Erwartungen für die Zukunft, wälzen bestehende Probleme (sogar solche, die gar keine sind). Und das alles in einem nicht enden wollenden Strom von Gedankenketten und Grübeleien, den wir nicht anhalten können.

Das chinesische Wort für „Zufriedenheit" („Manzu") bedeutet so viel wie „erfüllt" oder „voll". In seine Teile zerlegt, bedeutet es in wörtlicher Übersetzung „voller Fuß". In den westlichen Kulturen existiert aber eher ein „voller Kopf" und „leerer Fuß", das heißt, wir haben zu viel Energie im oberen Bereich unseres Körpers (Kopflastigkeit!).

Die Taiji-Meditation führt die Aufmerksamkeit zu unserem wahren Zentrum zurück (siehe auch Kapitel „Sich regen bringt Segen", Seite 22 f.). Durch umfassende Entspannung, tiefe Atmung und Korrektur der Körperhaltung kann das „Qi" aus dem oberen Teil des Körpers zum Tan-Tien hinuntersinken. So können wir von der Überbetonung des Intellekts zu einem „In-uns-selber-Ruhen" gelangen, das uns weniger abhängig von äußeren Umständen macht und uns eine neue Welt eröffnet.

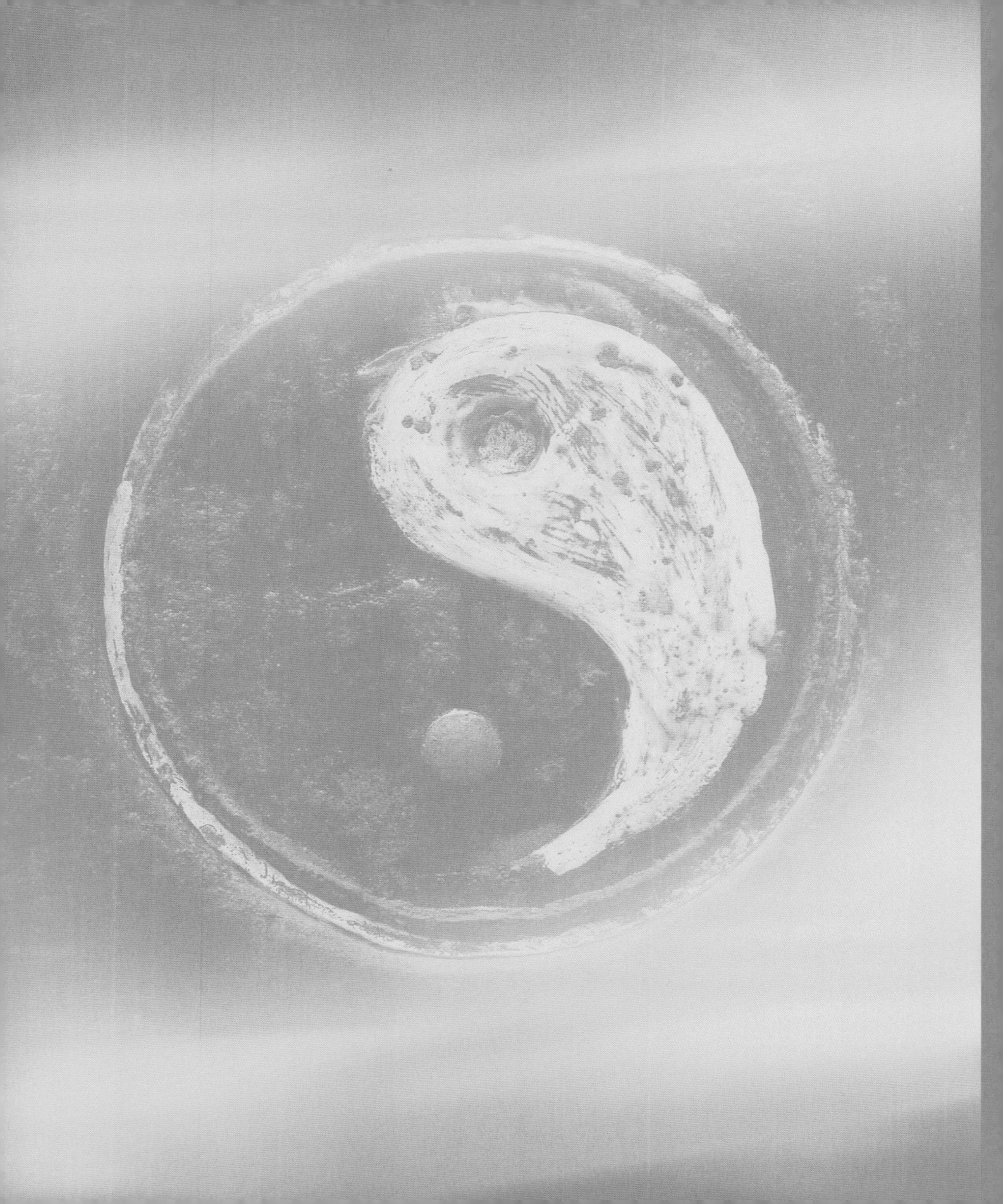

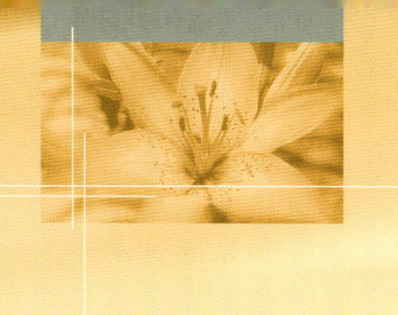

Teil 4 Gesund und lebensfroh

Taiji verträgt sich grundsätzlich mit allen Weltanschauungen. Seine Grundlage, die taoistische Philosophie des Yin und Yang, zeichnet sich durch einsichtige Wirklichkeitsbezogenheit und Toleranz aus. Und auch die Grundhaltung des Taiji-Schülers wird durch diese Prinzipien allmählich in Richtung Toleranz und Gelassenheit bewegt. Toleranz und Gelassenheit – auch den Widrigkeiten des Lebens gegenüber – sind neben der Gesundheit die beiden wichtigsten Voraussetzungen für Lebensfreude.

Taiji Quan und die Lebensfreude

„Bevor du 100-mal erduldest, nimm es einmal gelassen", meint eine buddhistische Redensart. Streit, Stress, Neid, Geiz, Hass, Zorn, Wut, Eifersucht – die Liste der schädlichen Faktoren für unser Gesamtsystem ist lang. Überhaupt haben zwei Drittel aller Krankheitsfälle psychische Ursachen, sagen die Chinesen. Wer es mit der taoistischen Philosophie hält, fährt da eindeutig besser. Laut dem Taoismus gibt es keine Wiedergeburt; also soll man sich dieses Leben so gut wie möglich machen, vor allem aber es nicht so schwer nehmen.

Diese Philosophie kommt beim Taiji wie erwähnt auch im Bereich der Selbstverteidigung zum Tragen, Stichwort: „Schwung nützen".

Ein Gleichnis auch für das Leben: „... du sollst das Beste aus allem, was auf dich zukommt, machen. Mit Dingen, die man nicht ändern kann, soll man sich einfach abfinden und sich das Leben nicht unnötig erschweren. Bei den Dingen, an denen man etwas ändern kann, soll man die Kraft des Energieflusses anwenden, umleiten, den Schwung nützen."

Schwung geben und nehmen

Meister Yang wurde auf seinem Geburtstagsfest einmal von einem Gast gebeten, zu demonstrieren, was an seiner Kampftechnik so überlegen sei.
Der Meister wollte an seinem Geburtstag aber nicht kämpfen. Er fing stattdessen einen Spatz, setzte den Vogel auf seine Handfläche und wartete. Dem kleinen Tierchen gelang es nicht mehr, wegzufliegen. Denn jedes Mal, wenn es sich duckte, um Schwung zu holen, nahm ihm der Meister durch eine kleine Bewegung mit der Hand seinen Schwung weg. Der Vogel versuchte es wieder und wieder, doch die Hand ging immer ein Stück mit ihm mit, und er konnte nicht wegfliegen.
Schließlich warf der Meister den Vogel hoch in die Luft. Und während er wegflog, sagte Yang: „Sehen Sie, so funktioniert die Verteidigung mit Taiji: Ich nehme dem Gegner den Schwung, dann hat er keine Kraft mehr, mir etwas anzutun."

Ein Lächeln für das Glück

Übrigens: Die alten Taiji-Meister sind keine verzopften, weltfremden Menschen, sondern im Gegenteil voll Ruhe, Gelassenheit und – Humor.
Taiji ist schließlich keine todernste Angelegenheit, es ist ein „Sich-Sammeln", ein „In-sich-Ruhen". Es ist auch eine Methode, um Zufriedenheit mit sich selbst und seinem Dasein zu finden. Und der Weg zum Alles-leichter-Nehmen ist gar nicht so schwer.
Es fängt mit etwas ganz Kleinem an: **mit einem Lächeln.** Auch wenn es in schwierigen Situationen noch so schwer fällt – stellen Sie sich vor den Spiegel, sehen Sie sich an, und dann lächeln Sie einfach drauflos! Auch wenn das Lächeln anfangs noch winzig ausfällt, noch so schief im Gesicht hängt – es ist der erste Schritt zur Entspannung und Lebensfreude. Lächeln Sie gleich noch einmal, und Sie werden die Wirkung sofort spüren.
Die Gesichtsmuskeln entspannen sich sogleich, und dann der Rest des Körpers. Das äußere Lächeln wird zu einem inneren. Und bald darauf beginnt sich auch die Seele zu entkrampfen. Probieren Sie es aus, und Sie werden überrascht sein, wie einfach Sie den Weg zur Lebensfreude finden können.

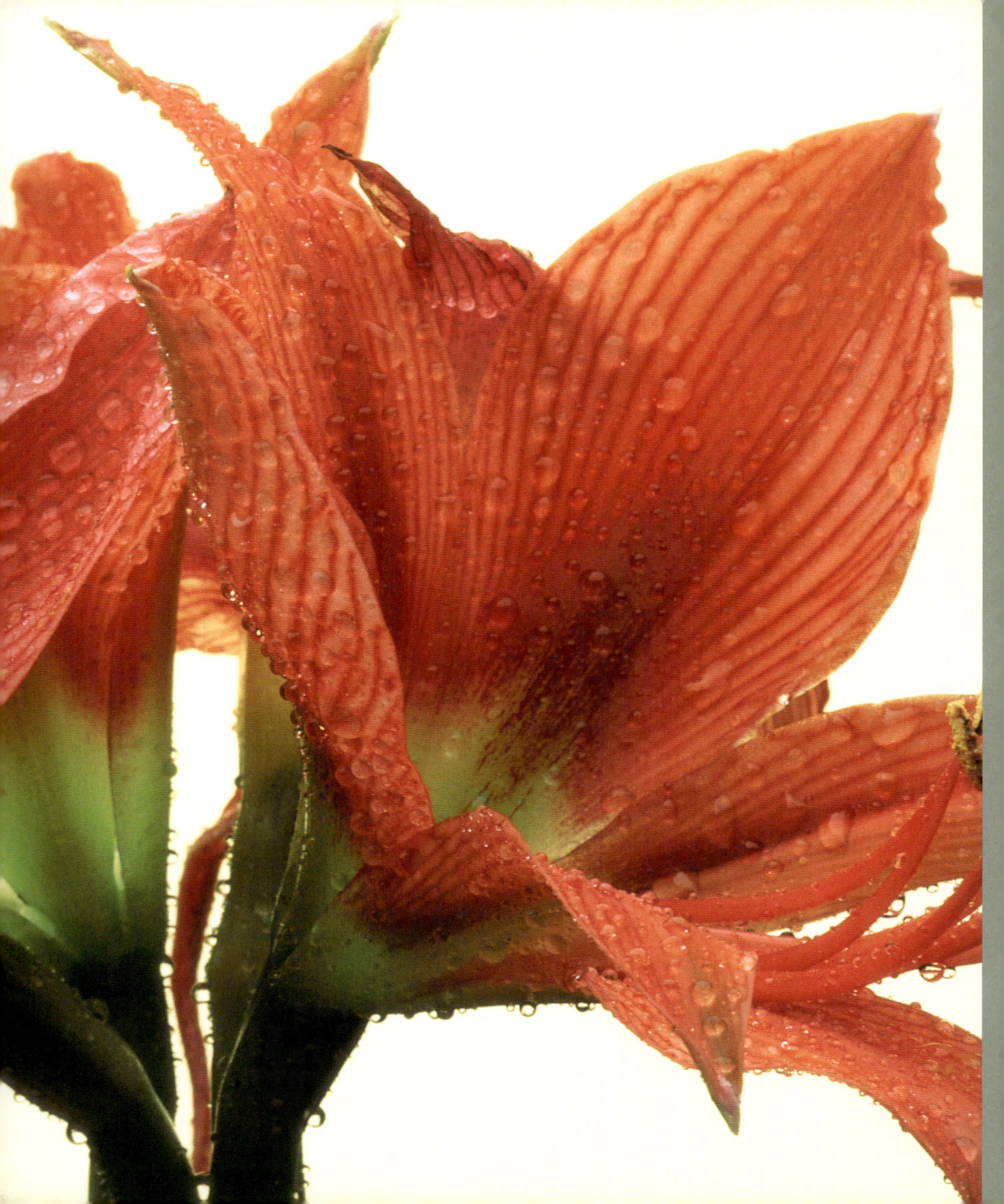

Wie man sich selbst das Gesundsein leicht macht

Die Traditionelle Chinesische Medizin (TCM) geht von der Lehre der Gesamtheit aus. Eine Krankheit ist daher nicht gesondert und als Einzelproblem, sondern als Teil einer Gesamtbeeinträchtigung des persönlichen Systems zu sehen. Demnach zeigen sich Belastungen verschiedener Natur auch jeweils an bestimmten Organen bzw. im Weg über die Meridiane an deren Verlauf.

Die Chinesen sehen alle Krankheiten und Beschwerden, egal ob im Herz-Kreislauf-Bereich, bei Allergien, Rheuma, Migräne, Magengeschwüren, Schlaflosigkeit oder Depressionen, als Folge eines unausgeglichenen Yin-Yang-Zustandes, der wiederum den „Qi"-Fluss stört. Unter den störenden Faktoren sind vor allem die Psyche, die Ernährung und Umwelt zu nennen.

Um die „Qi"-Blockaden wieder zu lösen, behandelt man in China seit Jahrtausenden mit Akupunktur, Massagen – und Taiji. Letzteres ist übrigens die einzige aktive Möglichkeit, die sich dem Menschen bietet, seinen „Qi"-Fluss zu regulieren.

Ein Beispiel: Wenn die Leber aufgrund von Wut und Zorn überhitzt ist – die chinesischen Mediziner nennen das zu großes „Leber-Yang" –, kommt es oft zu Kopfschmerzen oder Bluthochdruck. Oder es zeigt sich an Problemen mit den Augen.

Trauergefühle wirken schädigend auf die Lunge; zeigen wird sich die Belastung in häufigen Erkältungen, Hautproblemen oder aber auch Haarausfall.

Ergänzend dazu gehört auch noch das Wissen um die Wirkung der jeweiligen Jahreszeiten – demnach sind bestimmte Meridiane in gewissen Jahreszeiten grundsätzlich mehr belastet als in anderen (z. B. der Herzmeridian im Sommer; der Nierenmeridian im Winter).

Dass das Wissen um die Auswirkungen schädlicher Einflüsse auf die Organe auch in unserem Kulturkreis verbreitet ist, davon zeugen Redensarten wie „Das liegt mir im Magen", „Das geht mir an die Nieren", „Ein Mann sieht rot", „Eine Laus ist ihm über die Leber gelaufen", „Das nimmt mir die Luft" etc.

Und hier wird die Wirkungsweise von Taiji ganz plausibel: Die für Außenstehende seltsam anmutenden Bewegungsfolgen, die spezielle Atemtechnik und die Sammlung der Gedanken beeinflussen direkt den „Qi"-Fluss in den Meridianen des Körpers: Blockaden werden sanft gelöst, verbrauchtes, schädliches „Qi" ausgeleitet, frische Energie von außen in den Organismus gelenkt und die Verteilung des „Qi" harmonisiert.

Wenn die Energie richtig kreist, setzt Heilung ein – körperlich, seelisch und geistig.

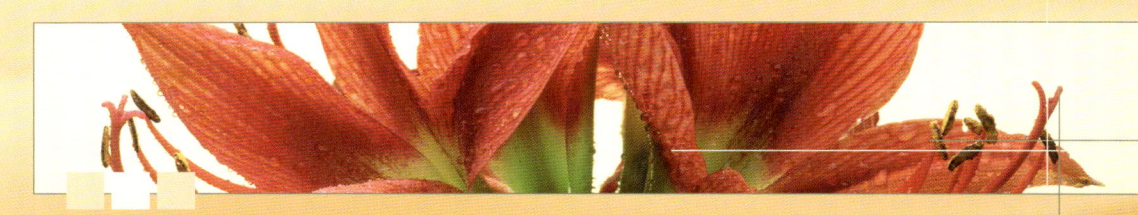

Um die „Qi"-Blockaden wieder zu lösen, behandelt man in China seit Jahrtausenden mit Akupunktur, Massagen – und Taiji.

良藥苦口
忠言逆耳

*Kräuter, die heilen, munden nicht –
wohlmeinender Rat schmeichelt nicht.*

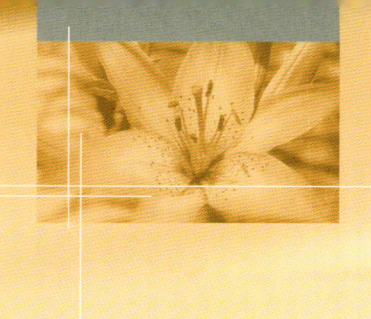

Wir haben für Sie die wichtigsten Wirkungskreisläufe angeführt:

Zorn und Wut schaden der Leber
Wer allzu viel Wut aufstaut, schadet auf Dauer seiner Leber und Galle.
Die Leber öffnet sich über die **Augen**. Symptome: Augenstörungen wie Nachtblindheit, Augenrötung und trockene Augen.

Besonders beansprucht wird der Meridian im Frühling (entspricht im **Elementekreislauf** dem **Holz**).

Tipps: Chinesischer Kamillentee (gegen innere Hitze, gut für Augen), Jasmin-Tee; mehr frisches Obst/Gemüse essen (fördert Peristaltik), außerdem leicht säuerliche Speisen zu sich nehmen (z. B. Sauerkraut), das unterstützt die Leberfunktion. Wichtig ist auch, die gute Laune zu behalten (durch Wut – auf andere – schadet man sich selbst.). Auf Augenhygiene achten; nicht zu viel Knoblauch essen (in China sagt man: „Knoblauch hat hundert Vorteile, aber einen Nachteil: Er ist schlecht für die Augen"); sehr zu empfehlen ist auch Löwenzahnsalat.

Aufregung schadet dem Herzen
Wer sich allzu leicht aufregt, bekommt auch besonders leicht Herzprobleme.
Das Herz öffnet sich über die **Zunge**. Symptome: Präkardiale Schmerzen, Herzklopfen, Atemnot, Schlaflosigkeit, Vergesslichkeit, Sprachstörungen, Stottern, Entzündung der Zunge.
Besonders beansprucht wird der Meridian im Sommer (entspricht im **Elementekreislauf** dem **Feuer**).

Tipps: Mehr aus „**Yin**-" bzw. „**Mitte**"-Liste essen; sehr zu empfehlen: Grüner Tee, Glasnudeln, Wassermelone (hier vor allem der weiße Anteil am Fleisch). Oft die „**Hol dir dein Qi**"-Übung ausführen. Eine feuerrote Zungenspitze deutet übrigens auf zu viel „Herzfeuer" hin.

Sorgen schaden der Milz und dem Magen
Wer zu viel grübelt und über Problemen brütet, hat eine schlechte Verdauung und Stoffwechselprobleme (Frust-Esser).
Die Milz öffnet sich durch den **Mund**. Folgen: Entzündungen im Mund, gestörter Wasserhaushalt, geschwächte Muskulatur, Diarrhoe, Obstipation und Ödeme, die nicht kardial bedingt sind.
Die Chinesen sehen diesen Meridian als zuständig für Transport und Verwertung der Nahrung. Ein gestörter Milzbereich zeigt sich daher auch in Über- bzw. Untergewicht. Der Meridian wird übrigens das ganze Jahr über beansprucht (entspricht im **Elementekreislauf** der **Erde**).

Tipps: Verdauungsübung – beide Hände übereinander (Frauen rechte Hand, Männer linke Hand unten) auf Nabel legen, dann zuerst im Uhrzeigersinn neunmal kreisen, wobei sich der Radius langsam vergrößern soll, bis man oben das Brust- und unten das Schambein berührt, dann genau umgekehrt: gegen den Uhrzeigersinn und von großen zu kleinen Kreisen wechseln, alles dreimal wiederholen. Beim Massieren des Leber- und Milzbereiches sanften Druck ausüben.

心静自然凉

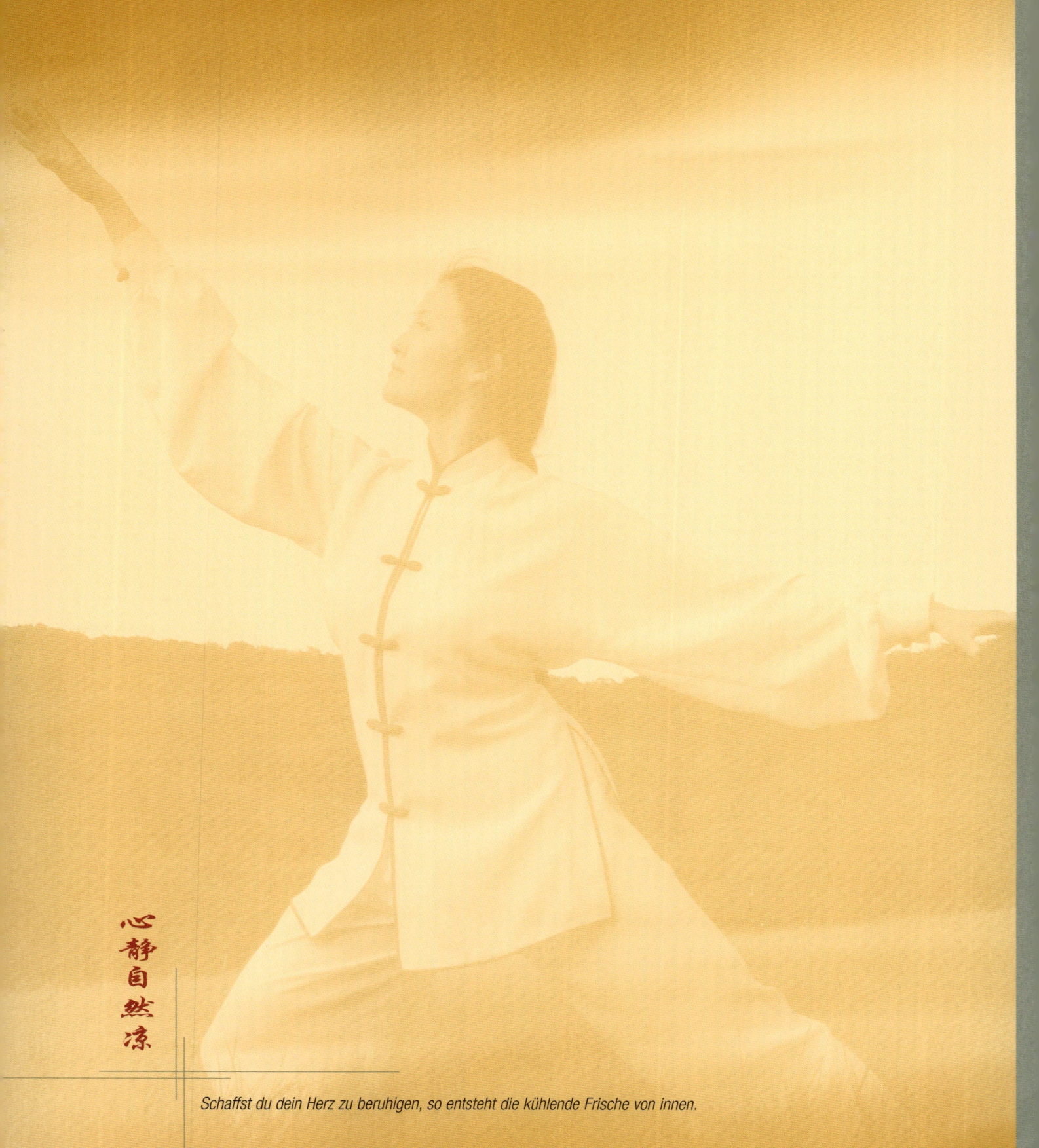

Schaffst du dein Herz zu beruhigen, so entsteht die kühlende Frische von innen.

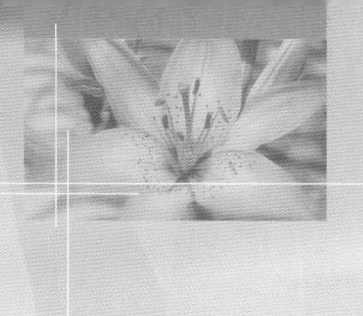

Trauer schadet der Lunge Wer zu depressiver Stimmung neigt, schwächt seinen Lungenmeridian.
Die Lunge öffnet sich durch die Nase. Symptome: Husten, Atemnot, Auswurf, Erkältungen; aber auch Auswirkungen auf Haut, Haare und Schweißdrüsen (Allergie und Ekzeme), Sauerstoffaufnahme und CO_2-Abgabe. Der Meridian wird besonders beansprucht im Herbst (entspricht im Elementekreislauf dem Metall).

Tipps: Birnen essen (Birnenkompott mit Honig ist gut verträglich bei empfindlichem Magen). Als Vorbeugung gegen Schnupfen: Daumen aneinander warm reiben, damit die Nasenflügel reiben; viel gekochtes heißes Wasser trinken; wenig Scharfes essen; und immer wieder: gute Laune behalten, sich viel Bewegung und frische Luft gönnen.

Angst schadet den Nieren Wer ständigem Druck, Stress oder Angst ausgesetzt ist, schadet seinem Nierenmeridian und schwächt seine Lebensenergie.
Die Niere öffnet sich durch das Ohr. Symptome: Ohrenprobleme, mangelndes Knochenwachstum, Ausfall von Haaren und Zähnen. Bei alten Menschen oder nach langer Krankheit erschöpft sich die Yin-Energie der Niere: Schwindel, verschwommenes Sehen, Nachtschweiß, Schlaflosigkeit, dumpfer Schmerz in der Lendengegend, Inkontinenz, Polyurie, Enuresis, Impotenz und Regelschmerzen.

Besonders beansprucht wird der Meridian im Winter (entspricht im Elementekreislauf dem Wasser) – siehe auch das Kapitel „Plädoyer für die Niere" auf Seite 73.

Tipps: Nieren stärkende Nahrung zu sich nehmen; vor dem Schlafengehen ein heißes Fußbad nehmen, sich die Füße massieren (lassen). Wenn man nicht ohnehin gerade zu sehr auf der Yang-Seite steht, viel aus der „**Yang**"-Liste essen.

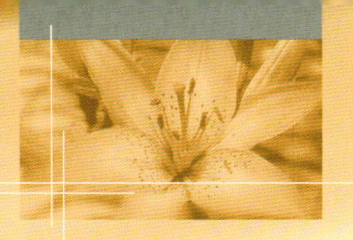

Bin ich ein Yin- oder ein Yang-Typ? Yin und Yang – das taoistische Prinzip des ewig währenden Kräfteausgleichs kommt selbstverständlich auch in Sachen Gesundheit zur Anwendung. Im Folgenden finden Sie eine Tabelle, in der Sie abklären können, ob Sie gerade eher einem Yin- oder mehr einem Yang-Typ* entsprechen. Die Angaben sind natürlich als Richtwerte zu verstehen, schließlich ist jeder Fall individuell gelagert. Wichtig ist es, das Gesamtbild der Situation zu betrachten.

	Yin	Yang
Gesichtsfarbe	blass bis gräulich	rötlich bis stark rot
Zunge	Zungenbeet blass, Belag weiß, feucht und schleimig	Zungenbeet stark rot, trocken, teilweise Risse, Belag gelb bis schwärzlich, stachelig
Puls	schwach und flach	kräftig und schnell
Verdauung	Appetitlosigkeit, mangelnde Geschmacksfähigkeit, kaum Durstgefühl, verträgt warmes Essen und warme Getränke besser als kalte, häufig Durchfall bzw. Verstopfung wegen zu schwacher Peristaltik	häufig Verstopfung, Stuhl ist trocken und hart, Heißhunger, oft Durstgefühl
Harn	schwacher und heller Strahl	kurzer und starker Strahl, dunkel, starker Geruch
Allgemeiner psychischer und physischer Zustand	Müdigkeit, schwache Stimme, kurze und schwache Atmung, Kältegefühl, kalte Hände und Füße, langsame Bewegung, bei Bauchschmerzen bevorzugt Wärme auf Bauch	nervös und leicht erregbar, laut, Atmung kurz und stark, oft dicke Schleimbildung, trockener Hals, Mund, Augen, fühlt sich stets warm, warme Hände und Füße; bei Bauchschmerzen verträgt man keine Wärme, sehr druckempfindlich

*) **Achtung:** Es gibt auch die Sonderform der so genannten Yin-Schwäche (z. B. bei Frauen im Wechsel). Hier ist der Puls schnell, aber schwach, die Zunge rot und eher trocken. Der Patient ist oft durstig, hat Hitzewallungen, ist sehr nervös, gleichzeitig herrscht aber Energiemangel, der Betreffende fühlt sich schwach und müde.

做事往后想
走路朝前看

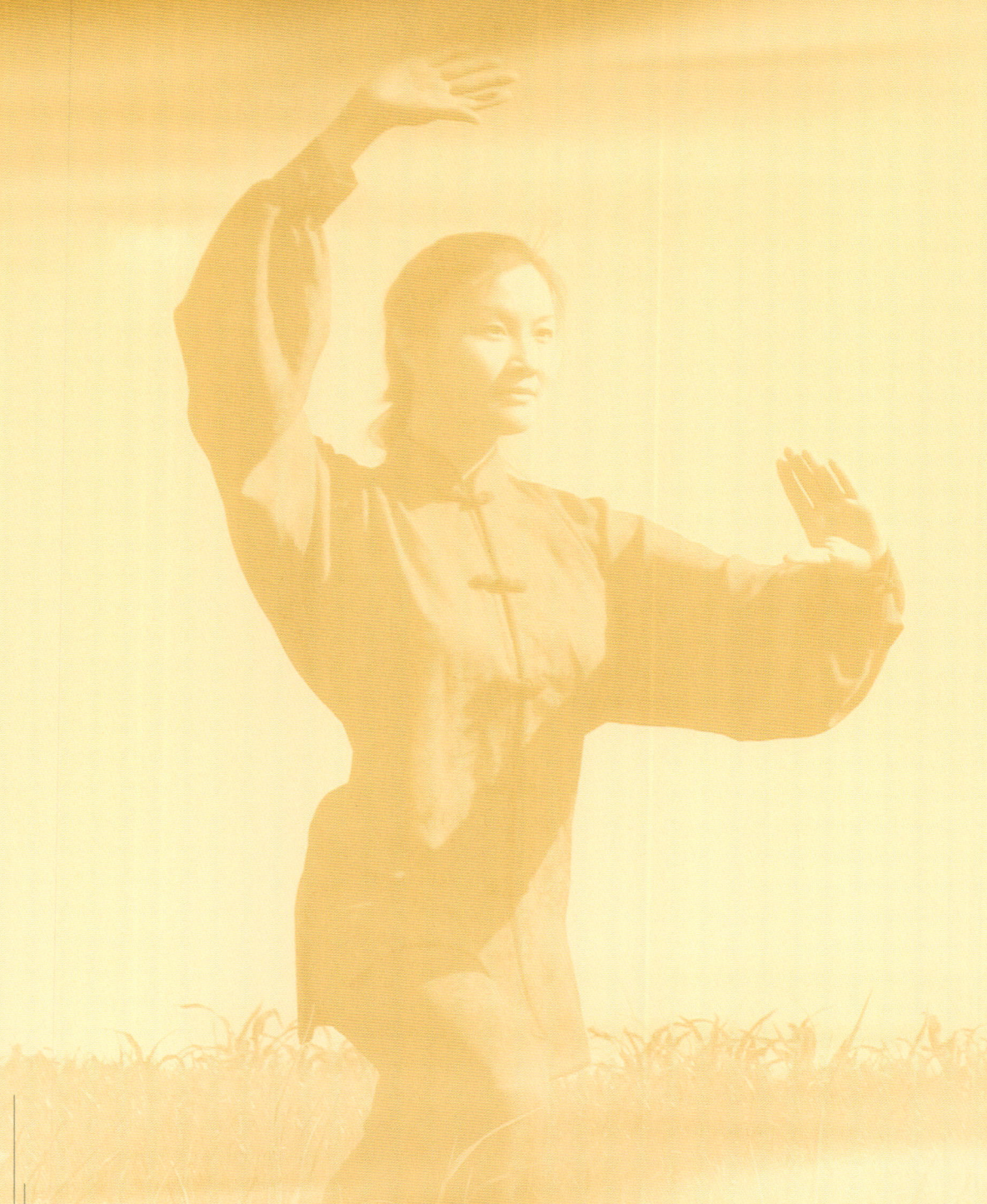

Beim Gehen schaue immer nach vorn, beim Handeln denke an später.

Haben Sie nun herausgefunden, welchem Typ Sie (derzeit!) mehr entsprechen, so finden Sie unten eine Aufstellung von Nahrungsmitteln, die Sie jeweils bevorzugt zu sich nehmen sollen.
Entsprechen Sie beispielsweise mehr dem Yang-Typ, dann halten Sie sich mehr an Speisen, die Sie unter Yin finden, und umgekehrt. Mit Lebensmitteln aus dem Bereich „Mitte" können Sie Ihren Tisch jederzeit decken.

Essen – aber richtig!

Yin
- **Getreide:** Hirse, Gerste, Hafer, Buchweizen
- **Obst:** Birne, Erdbeere, Banane, Khaki, Mandarine, Orange, Pomelo, Grapefruit, Wasser-, Honig- und Zuckermelone, Mango, Kiwi
- **Gemüse:** Grüne Bohne, Gurke, Tomate, Melanzani, Chinakohl, Sellerie, Spinat, Bambussprosse, Rübe, Radieschen, Löwenzahn, Spargel
- **Fleisch:** Kaninchen
- **Sonstiges:** Tofu, Grüner Tee, Salz, Kamille, Pfefferminze, Alge, Auster, Entenei

Spezielle Nahrungsmittel bei Yin-Schwäche
Hirse, Morchel, Muscheln, Ente, amerikanischer bzw. kanadischer Ginseng

Mitte
- **Getreide:** Reis, Saathafer, Weizen, Mais
- **Obst/Nüsse:** Apfel, Traube, Ananas, Zwetschke, Zitrone, Feige, Olive, Mandel, Erdnuss, Sonnenblumenkern
- **Gemüse:** Sojabohne, kleine dunkelrote Bohne, weiße Bohne, Puffbohne, Erbse, Fisole, Kohl, Zwiebel, Kartoffel, Karotte
- **Fleisch:** Schwein, Rind, Ente, Gans, Wildschwein, Süßwasserfisch (z. B. Karpfen)
- **Sonstiges:** Lotussamen, Sesam, Pilze, Morchel (Silbermorchel), Honig, Schwarzer Tee, Hühnerei, Kuhmilch

Yang
- **Getreide:** Klebreis, Langkornreis
- **Obst/Nüsse:** Marille, Kirsche, Pfirsich, Dattel, Kokosnuss, Walnuss, Maroni, Litschi, Drachenauge, Pinienkern
- **Gemüse:** Paprika, Fenchel, Kürbis, Pfefferoni, Knoblauch, Porree, Ingwer, Schnittlauch, Dille, Petersilie
- **Fleisch:** Lamm, Huhn, Truthahn, Fasan, Hirsch
- **Sonstiges:** Garnele, Ginseng, Pfeffer, Jasminblüte, Zimt, Schnaps, Reisessig, Schafmilch, Rohzucker

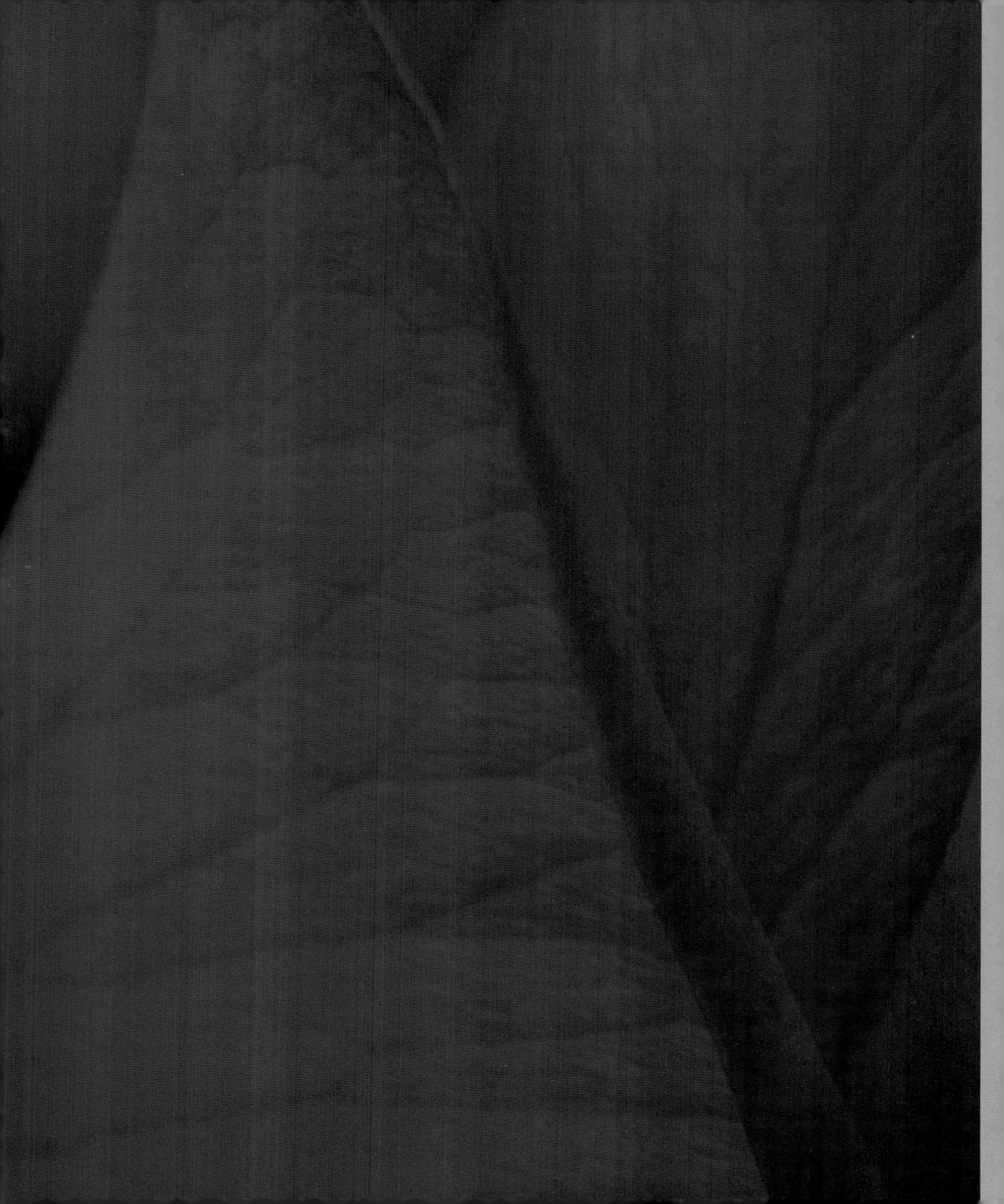

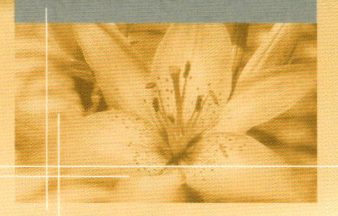

SIDESTEP

Plädoyer für die Niere

Der Geist, der Körper (das Materielle) und „Qi" (die Lebensenergie) – das sind laut chinesischer Lehre die „Drei Schätze" der Menschheit („wie am Himmel Sonne, Mond und Sterne"). In China heißt es zudem: Zuerst altert der Nacken.
Das ist leicht zu beobachten: Wenn man junge Leute ruft, dann drehen sie locker und schnell ihren Kopf zur Seite. Bei älteren Leuten geht das viel langsamer und vorsichtiger, weil sie im Nacken schon steif sind. Um dem vorzubeugen, empfehle ich die „Schildkröten-Übung" auf Seite 28 f.
Das wahre Nachlassen der Lebensenergie aber bemerkt man laut TCM – unabhängig vom Alter – an der mangelnden Stabilität der Fußgelenke. Erstes Anzeichen ist plötzliches Stolpern über Teppiche oder Umknicken beim Gehen – und das ist symptomatisch für eine Schwäche des Nierenmeridians, der als Hauptträger der Lebenskraft gilt.

Leute mit starker Vitalität, also starker Niere, haben im Beinsystem eine gute Kondition. Leute mit schwacher Niere stehen buchstäblich auf wackeligen Beinen. Die Nieren-Energie ist laut TCM unsere Vitalitätsenergie und für das Uro- und das Genitalsystem zuständig. Was bedeutet, dass eine Stärkung der Niere zugleich auch eine Stärkung der Sexualität ist. Somit haben sich alle Wundermittel für die Potenz ad absurdum geführt.

Übrigens: Zwischen dem eigentlichen Lebensalter in Jahren und dem Vitalitätsalter der Niere können bis zu 15 Jahre Unterschied liegen! Das Gute daran: Man kann diese Differenz verringern. Mit Taiji, denn das stärkt vor allem die Nieren-Energie.
Interessant: Die Nieren-Energie steigt kontinuierlich bis zum 28. Lebensjahr und sinkt dann ab. Männer haben einen anderen Nierenzyklus als Frauen. Bei Frauen ist der Zyklus kürzer, da dauert ein Zyklus sieben Jahre, beim Mann sind es acht. So kommen nach TCM Frauen mit 14 in die Pubertät, Männer mit 16 und so weiter. Frauen sind nach dieser Ansicht quasi zwar früher reif, werden aber auch schneller unfruchtbar.

Die Niere als Organ ist sehr kälteempfindlich. In China sagt man deshalb, man soll beim Schlafen Bauch und Niere immer zugedeckt haben. Mahnende Worte übrigens auch für Modeerscheinungen, bei denen junge Leute ihre Nieren unabhängig von der Außentemperatur unbedeckt lassen …

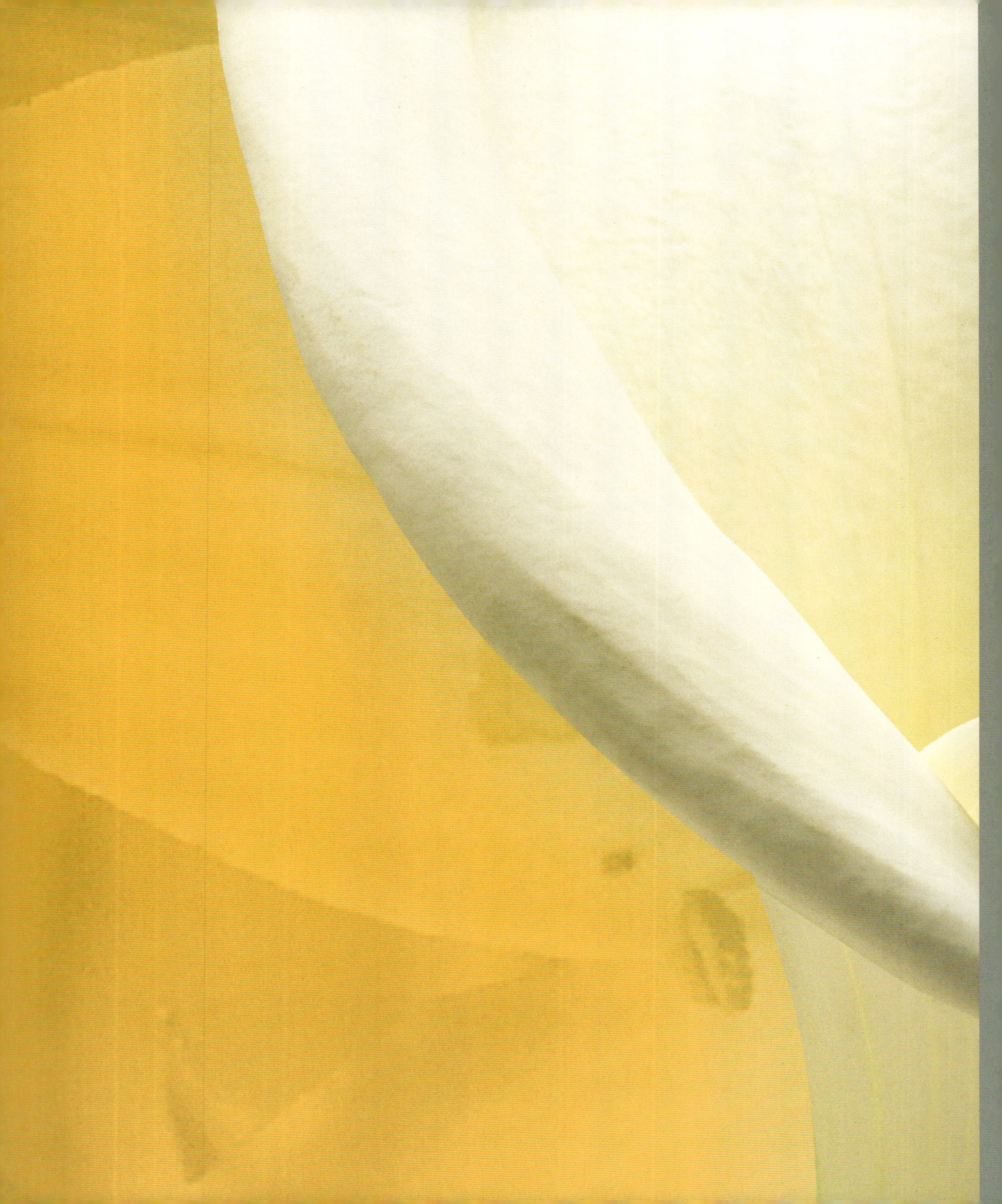

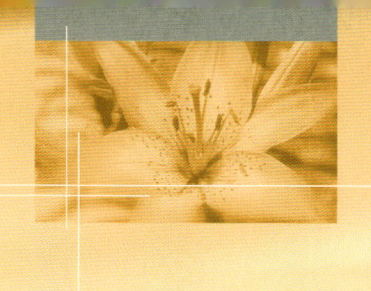

SIDESTEP

Lebenselixier Suppe

Suppen sind aus der chinesischen Ernährungslehre nicht wegzudenken. Kein Wunder: Sie stärken die Gesundheit, bringen Energie, sind einfach zuzubereiten, leicht verdaulich und mehrfach aufwärmbar. Wir bieten an dieser Stelle zwei ausgewählte, einfache Rezepte an, mit denen Sie Ihren Körper in schweren Zeiten unterstützen können.

Der Grippekiller – Hühnersuppe mit Chinakohl

1 Freilandhuhn
10 cm lange Stücke Lauch
2 Scheiben Ingwer
1 Staude Chinakohl

Das Huhn waschen, auf ein Beet aus Lauch und Ingwer legen. Ca.1,5 Liter Wasser (bis das Huhn bedeckt ist) aufkochen, dann alles auf kleiner Flamme etwa 60 Minuten köcheln lassen. Chinakohl halbieren, samt Strunk dazugeben, alles etwa 30 Minuten köcheln lassen.
Zuletzt die Brühe leicht mit Salz würzen und abschöpfen. Vor dem Servieren noch etwas aufgeschnittenen Lauch einstreuen!

Der Hustenkiller – Gänsebrühe mit Radieschen/Rettich

2 Gänsekeulen
1 Bund Radieschen oder 1 Rettich
2 Scheiben Ingwer
1 Bündel Koriander oder auch Petersilie

Das Gänsefleisch mit Salz (und eventuell mit Reiswein) einreiben, ruhen lassen. Ingwer auflegen, das Fleisch darauf legen. 1,5 Liter Wasser aufkochen, dann alles auf kleiner Flamme 30 Minuten köcheln lassen. Schließlich Radieschen halbieren (Rettich in Würfel schneiden) und dazugeben. Nach etwa 30 Minuten ist die Brühe bereit zum Abschöpfen. Vor dem Servieren gehackten Koriander einstreuen.

(Achtung: Wer an akuten Hautproblemen leidet, soll kein Gänsefleisch essen!)

Last but not least: Lasst uns ein Glas Wasser trinken

Kochen Sie Leitungswasser auf und trinken Sie es warm; eventuell können Sie es sogar aus der Thermoskanne über den Tag verteilt trinken. In China gilt das als Nationalgetränk und Allheilmittel – dort weiß man, warum! Im Westen hingegen trinken die Menschen meist viel zu wenig Wasser. Ohne ausgeglichenen Wasserhaushalt wird man aber leichter müde, abgespannt – und krank. Vor allem aber altert die Haut sehr rasch.

Welche Vorteile bringt das gekochte Wasser: Der Kalk wird sedimentiert, der Körper nimmt die Flüssigkeit leichter auf, Hals und Magen werden entlastet. Und Sie erhalten einen ausgeglichenen Wasserhaushalt im Körper.

Vorsicht: Im Gegensatz zu abgekochtem ist warmes Wasser, direkt aus der Leitung getrunken, eher ungesund.

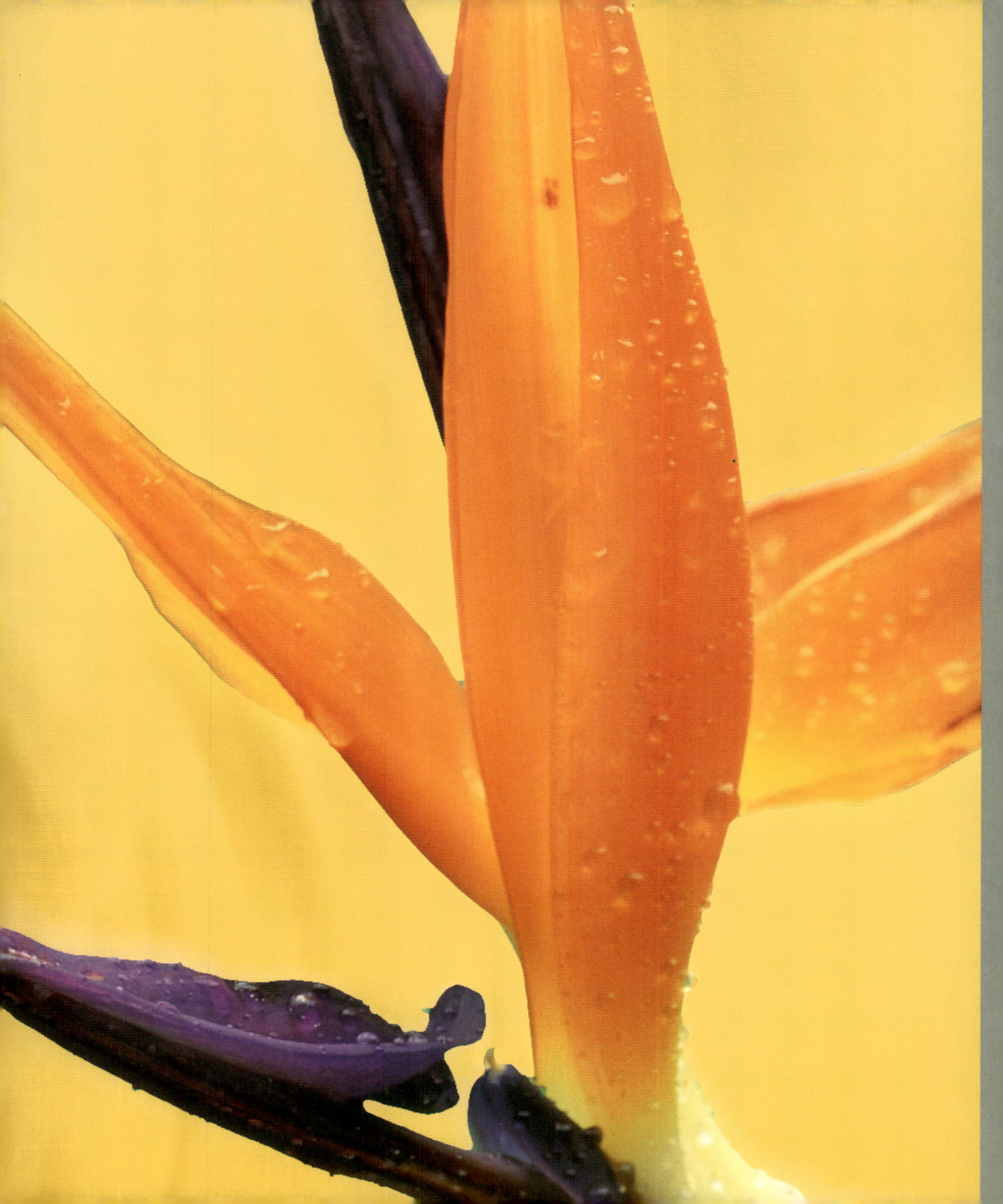

Bai Lin erzählt
So gelangte Taiji nach Europa – die Geschichte der Familie Bai im Westen

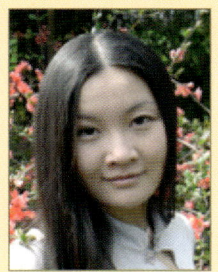

Der Weiße Edelstein
Alles begann mit einer altersschwachen Uhr in einem chinesischen Kreißsaal. Weil es der Minutenzeiger nie weiter als bis zur Ziffer Neun schaffte und dann wieder kraftlos in Richtung der Sechs sackte, weiß bis heute niemand so genau, wann ich das Licht der Welt tatsächlich erblickte. Was mich allerdings nicht daran hinderte, schon ein paar Monate später chinaweit als „Model" von der ersten Duftseife des Landes herunterzulächeln. Doch ich will den Ereignissen nicht vorgreifen …

Meine Eltern waren Tänzer an der Chinesischen Staatsoper. Bedingt durch ihre adelige Herkunft, hatten sie nicht unbedingt rosige Zukunftsaussichten. Als Xiufeng, mein Vater, wieder einmal bei einer Gehaltserhöhung übergangen worden war, begann er sich mit meiner Mutter Ping (= „Apfelbaum") um andere Verdienstmöglichkeiten umzusehen.

Eigentlich hätten die beiden gar nicht Eltern werden sollen. Das erste Paar an der Chinesischen Staatsoper mit einem Kind – undenkbar damals für Solisten (davor waren schon zwei Paare gezwungen worden, abzutreiben). Meine Mutter weigerte sich, der Forderung nach Abtreibung nachzukommen. Und Papa hatte einen Einfall: Er ging zu den Behörden und holte eine Bestätigung ein, derzufolge sein ungeborenes Kind aufgrund seiner Vorfahren einer mongolischen Minderheit angehöre – und somit unter Schutz stand.
Der Trick ging zwar auf, allerdings wurde Vater für zwei Jahre strafversetzt und musste sich als Gartenaufseher verdingen. Meine Mama verbrachte diese Zeit bei ihrer Familie in Shanghai, wo sie mich auch zur Welt brachte und mir den Namen Bai Lin – „Weißer Edelstein" – gab.

Saubere Sache
Ein Bild, das mich im Alter von sieben Monaten zeigt – es wurde extra angefertigt, damit mein Vater mich auch einmal zu Gesicht bekommen konnte –, machte bald darauf Furore: In China sollte nämlich die erste Duftseife auf den Markt kommen. Durch Zufall stieß der Designer der Seifenfirma auf das in einer Fotografen-Auslage hängende Bild von mir und nahm es vom Fleck weg für seine neue Verpackung.
Schnell wurde noch kontrolliert, ob meine Eltern nicht als Revoluzzer galten. Und da sie politisch zumindest nicht „verdächtig" waren, zierte alsbald mein Foto Millionen Stücke von Duftseife. Wäre unserer Familie dasselbe Glück im Westen widerfahren, wären wir heute wohl reich. So aber bekamen wir gerade einmal einen Stapel der Babyseife als Tantiemen …

Als der Vorsitzende der Einheitspartei, Deng Xiaoping, China für kurze Zeit einen revolutionär neuen politischen Kurs einschlagen ließ, der unter anderem die Öffnung des Landes vorsah, fassten meine Eltern den Entschluss, den großen Sprung zu wagen. Amerika war das Land ihrer Träume. Um die Bedingungen zu erfüllen, war eine Einladung aus dem Westen nötig. Sie nahmen Kontakt zu Verwandten auf, die in den Vereinigten Staaten und in der Schweiz lebten.

Transsibirien-Express
Meine Eltern begannen sich systematisch vorzubereiten; sie lernten Englisch, suchten rasch um ein Visum an. Ein Hindernis stellten die hohen Flugkosten dar. Also wollten sie sich per Bahn durch kommunistische Länder in die Schweiz durchschlagen und dort abwarten, bis sich ein billiger Flug in die USA anbot.

1980 ließen sie mich in der Obhut meiner Großmutter zurück (von der ich aufgrund des elterlichen Opern-Engagements in Peking ohnehin seit frühester Säuglingszeit beaufsichtigt worden war) und fuhren mit der Transsibirischen Eisenbahn von Peking über die Mongolei nach Moskau und von dort über Polen und die Tschechoslowakei nach Wien.

Erfolg am seidenen Band …
Es war zunächst nur ein kurzer Aufenthalt in Wien geplant. Der Direktor des Dramatischen Zentrums war nach einem Blick auf mitgebrachte Fotos spontan bereit, meine Eltern gleich am nächsten Abend auftreten zu lassen. Mamas Seidenbandtanz war ein voller Erfolg, und der Direktor bot weitere Auftritte an. Auf den Rat meines amerikanischen Onkels hin, es mit den klassischen Tänzen doch eher in Europa denn im „modern dance"-verbildeten Amerika zu versuchen, blieben die Eltern in Wien.

千里之行始于足下

Auch eine Reise von tausend Meilen beginnt mit dem ersten Schritt.

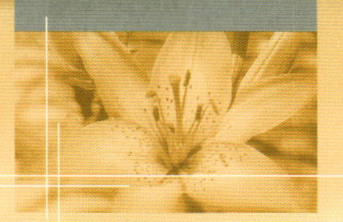

1981 erhielt Mama eine Anstellung an der Wiener Staatsoper, Papa unterrichtete ein Jahr lang an der Bundestheater-Ballettschule.

Nur nicht verzetteln ...

Bald hatte sich die Situation für unsere Familie stabilisiert. Nun galt es, mich nachzuholen. Ich war mittlerweile etwas über acht Jahre alt und weiter bei der Großmutter geblieben, die mir im Laufe der Jahre natürlich schon weit vertrauter als meine Eltern geworden war.

Großmutter suchte in Shanghai um ein Visum für mich an und übergab mich in Peking schweren Herzens an eine österreichische Delegation, die meinen Eltern versprochen hatte, mich auf dem Flug nach Wien zu beaufsichtigen.

Außerdem hatte Großmutter mir auch einen Stapel Zettel mitgegeben, auf denen auf einer Seite in Chinesisch, auf der anderen in Deutsch die wichtigsten Sätze standen. Damit schlug ich mich bis in die Schulzeit (!) durch.

Apropos Schulzeit.

Am Anfang keines Wortes der deutschen Sprache mächtig, schrieb ich natürlich brav die Hausaufgaben ab. Und zwar so, wie ich es von der chinesischen Schule gewohnt war – immer gleich ein paar Seiten davon. Und während meine Mitschüler eine Seite mit dem Alphabet gefüllt hatten, gab ich mein Heft so ab: Eine ganze Seite voll mit dem Buchstaben „A", eine ganze Seite mit dem Buchstaben „B" ... bis hin zum „Z".

Die Lehrerin dachte zunächst an eine Zwangsneurose, ehe sie von meinen Eltern über chinesische Schulgepflogenheiten aufgeklärt wurde. Auch meine Sitzhaltung sorgte anfänglich für Aufregung. Denn in China mussten wir Kinder den Rücken stets gerade halten, die Knie geschlossen, die Hände auf der Sessellehne hinter dem Rücken verschränkt, den Blick in die Ferne gerichtet. Auch hier bedurfte es viel Überzeugungskraft, der Lehrerin klar zu machen, was ich da ständig hinter meinem Rücken mit den Händen tat ...

Der sanfte Weg

1983 gründeten wir unser Taiji-Studio, das erste in Europa. Die Schülerzahl wuchs im Lauf der Zeit beständig an. 1997 mussten wir aufgrund stark erhöhter Mietforderungen unser altes Studio aufgeben. Auf meine Initiative hin – ich arbeitete schon seit langem in der Schule meiner Eltern als Trainerin – bauten wir ein neues Center in der Wiener Neubaugasse auf. Was sich übrigens ohne jede Werbemaßnahme, lediglich durch Mundpropaganda verbreitet, prompt in den Medien niederschlug, so populär war meine doch auf sehr abenteuerliche Weise nach Wien gekommene Familie inzwischen schon geworden ...

Heute hat unsere Taiji-Schule bereits mehr als 7.000 Schüler ausgebildet, und der Zulauf ist ungebrochen. Sie alle sind – wie auch ich – dem Zauber dieser uralten Kunst erlegen, sie alle folgen nun unserem sanften Weg zu Gesundheit und Lebensfreude.

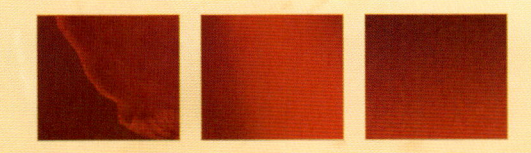

天无绝人之路

Der Himmel bietet niemandem und nie eine Sackgasse an.

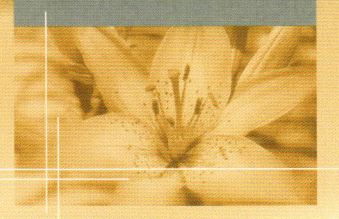

Nachwort – *Bai Xiufeng*

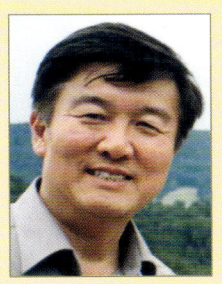

2000 Jahre altes Wissen steckt in den Lehren des Taiji Quan. Erkenntnisse über den Zusammenhang von Körper, Geist und Lebenskraft wurden in Einklang mit besonderen Bewegungsabläufen gebracht. Sie ermöglichen es dem Übenden, auf einzigartige Weise einen sanften Weg zu Gesundheit und Lebensfreude zu beschreiten.

Im Westen wird diese Kunst hingegen erst seit rund 30 Jahren betrieben. Und nach Österreich gelangte Taiji überhaupt erst mit dem Ansässigwerden unserer Familie, denn wir eröffneten hier die erste Schule.
Anfänglich gab es dabei viele Missverständnisse und Vorurteile. Als wir damals um eine Genehmigung für unsere Schule ansuchten, glaubte man zunächst an eine „Hollywood"-Produktion; ja sogar an Sektenbildung.

Vorbeugen ist besser als Heilen

Doch das Gute setzte sich durch. Auch wenn wir zu Beginn mit ganz wenigen Schülern auskommen mussten, verzichteten wir auf marktschreierische Werbung und billige Effekthascherei, legten stattdessen stets viel Wert auf die Qualität des Unterrichtes. Der Zulauf und die Zufriedenheit unseres Publikums gaben uns Recht.

Als ich bemerkte, welche Zivilisationskrankheiten viele unserer westlichen Schüler plagten, begann ich Gesundheitserkenntnisse aus der Traditionellen Chinesischen Medizin in den Unterricht einzubauen.

Natürlich ist auch TCM kein Allheilmittel, vor allem keines, das von heute auf morgen Wirkung zeigt. Es geht hier eher um einen ganzheitlichen Heilungsansatz.
Die Devise lautet: Vorbeugen ist besser als Heilen. Und zunächst geht es oft nur darum, erst einmal die Ernährung individuell auf sich selbst und die Jahreszeiten abzustimmen – denn jede Jahreszeit fordert einer anderen Organgruppe besonders viel an Kraft ab.

Im Rückblick betrachtet kann ich den Grad, mit dem sich Philosophie und Lehre aus dem Taiji im Westen verbreitet haben, vor allem daran erkennen, wie sehr das schwarz-weiße Yin-Yang-Symbol bereits Eingang in den Alltag gefunden hat. Wir haben das damals hierzulande nahezu unbekannte Zeichen zu Beginn unseres Unterrichtes in das Logo unserer Schule aufgenommen, mittlerweile schmückt das Symbol schon Geschäfte, Gebrauchs- und Kunstartikel, Lebensmittel, ja sogar Eiscreme …

Für mich ist diese Entwicklung ebenso erstaunlich wie erfreulich. Und ich freue mich, dass die Lehren des Taiji, wie wir sie in unserer Schule praktizieren, solchen Anklang beim westlichen Publikum finden. Vor allem aber freut mich, dass an unseren TCM-Ratschlägen so große Nachfrage besteht. Denn eine Erkenntnis ist es, die Menschen aus allen Kulturkreisen der Welt verbindet: Gesundheit ist unser höchstes Gut.

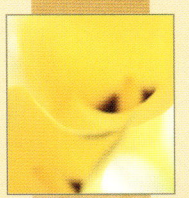

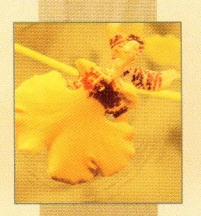

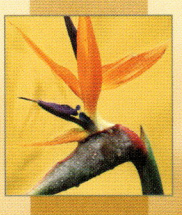

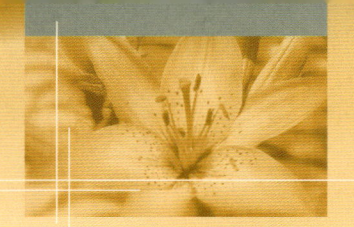

Sachregister

Akupunktur 19, 23, 53, 63
Atmung 27, 29, 31, 51, 53, 57, 63
    natürliche (Bauchatmung) 15, 53
    „verkehrte" 15
Aufwärmübungen 23
    „Der große Elefant kreist mit der Hüfte" 30 f.
    Fußgelenke 32 f.
    Klopfen bzw. Kneten 24 f.
    Knie 32 f.
    „Schildkröte im Nacken" 28 f., 73

„Die drei Schätze der Menschheit" 73

Elementekreisläufe
    Erde 65
    Feuer 65
    Holz 65
    Metall 67
    Wasser 67
Energieprobleme
    Energiemangel 27
    Energieüberschuss 27
Ernährungstipps 65, 71, 75
    Mitte-Liste 65, 71
    Yang-Liste 67, 71
    Yin-Liste 65, 71

I Ging („Das Buch der Wandlungen") 11, 49

„Kleines Taiji"
    Intention 21
    Übungszyklus 35–48
    Vorteile 21
Körperpunkte
    Bai-Hui-Punkt 19, 25, 29
    Dritter-Auge-Punkt 19, 27
    Lächel-Punkt 19
    Tan-Tien-Punkt 15, 19, 27, 53, 57
    Tor-des-Lebens-Punkt 19
    Zunge-Gaumen-Punkt 19

Meridiane (Energielinien) 23, 57
    Herz 63, 65
    Leber 63, 65
    Lunge 67
    Milz 65
    Niere 63, 67, 73
    Wirkungskreisläufe 65, 67
    Yang-Meridiane 23
    Yin-Meridiane 23

Qi (Lebensenergie) 7, 11, 13, 15, 19, 21, 27, 53, 57, 59, 63, 73
Qi-Blockaden 63, 65, 67
Qi-Fluss 21, 27, 57, 63
Qi-Hai („Energiemeer") 19
Qi holen 25 ff., 65

Taiji, Taiji Quan
    Begriffserklärung 11
    als Kampfstil 11, 55
    Körperfehlhaltungen 17
    und Meditation 57, 59
    Prinzipien 13
    Regeln zur richtigen Körperhaltung 15
    Stilrichtungen 17, 49, 51
    Symbol 49
    Ziele 11
Taoismus 11, 19, 49, 61
Traditionelle Chinesische Medizin (TCM) 7, 63, 73

Yang 17, 49
Yang-Typ 69
Yin 17, 49
Yin-Schwäche 69, 71
Yin-Typ 69
Yin-Yang-Prinzip 11, 13, 21, 59, 61, 69

JETZT IM HANDEL ERHÄLTLICH

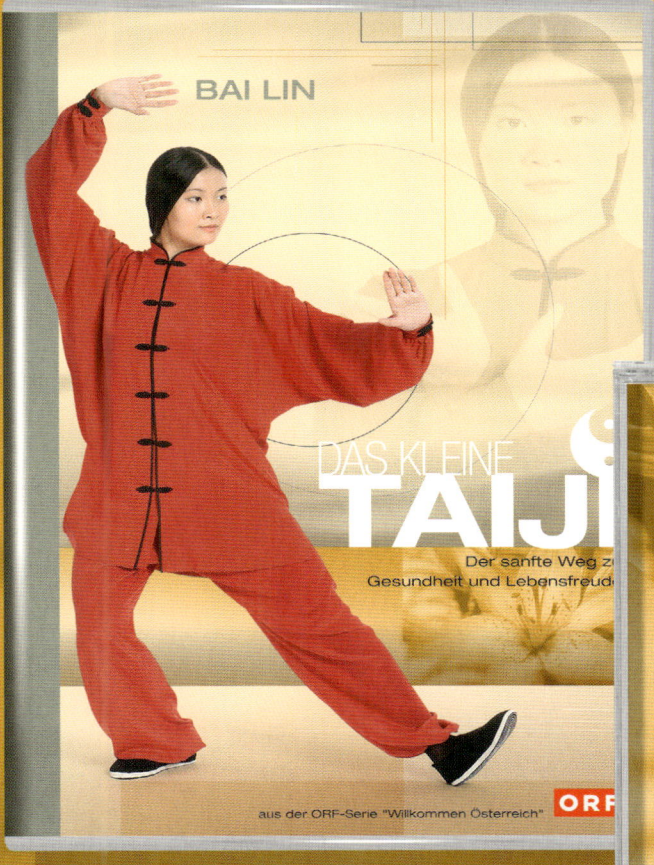

Der sanfte Weg zu Gesundheit und Lebensfreude

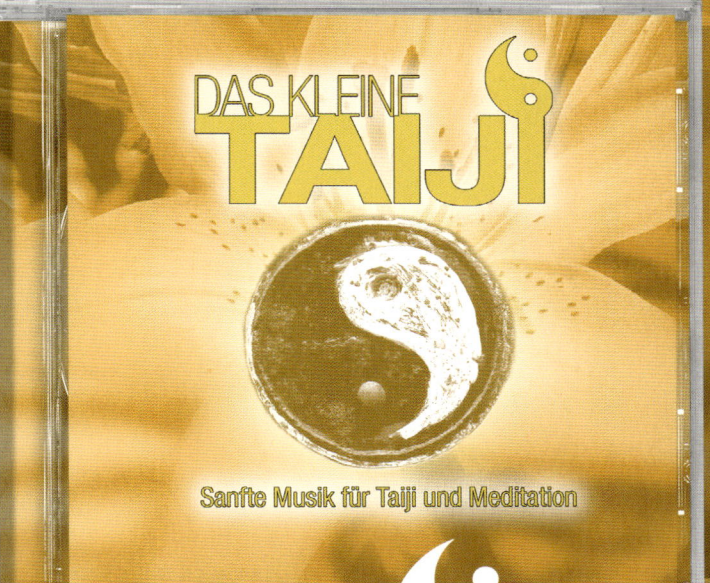

DAS KLEINE TAIJI

AUF CD & DVD

www.fechter-management.com

Impressum

Bibliografische Information Der Deutschen Bibliothek
Die Deutsche Bibliothek verzeichnet diese Publikation in der
Deutschen Nationalbibliografie; detaillierte bibliografische Daten
sind im Internet über http://dnb.ddb.de abrufbar.

2. Auflage 2005

© 2005 by Niederösterreichisches Pressehaus
Druck- und Verlagsgesellschaft mbH
NP BUCHVERLAG
St. Pölten – Salzburg

www.np-buch.at
verlag@np-buch.at

Alle Rechte vorbehalten

Management Bai Lin:
Fechter Management & Verlag GmbH
A-1190 Wien, Sieveringer Straße 194
Tel. +43-1-440 52 91
Fax + 43-1-440 52 98
office@fechter-management.com
www.fechter-management.com

Taiji-Studio Fam. Bai
A-1070 Wien, Neubaugasse 31/10
Tel. und Fax +43-1-523 44 68
www.taiji-bai.at

Text: Peter Petzl / office@petzl.cc / www.petzl.cc
Fotos: Ernst Kainerstorfer
Make up: Conchita Mini-Ritter
Artwork & Satz: Reinhard Fenzl & Diana Hrboka / www.design-it.at

Gesamtherstellung:
Ueberreuter Buchbinderei und
Buchproduktion Gesellschaft m.b.H.
A-2100 Korneuburg, Industriestraße 1

ISBN 3-85326-377-1